Michael Rockson Adjei

Preparação e gestão de epidemias em contextos de poucos recursos

Michael Rockson Adjei

Preparação e gestão de epidemias em contextos de poucos recursos

Um guia prático com referência ao surto de meningite de 2015/2016 no distrito de Tain, no Gana

ScienciaScripts

Imprint

Cover image: www.ingimage.com

This book is a translation from the original published under ISBN 978-620-2-07350-9.

Publisher:
Sciencia Scripts
is a trademark of
Dodo Books Indian Ocean Ltd. and OmniScriptum S.R.L publishing group

120 High Road, East Finchley, London, N2 9ED, United Kingdom
Str. Armeneasca 28/1, office 1, Chisinau MD-2012, Republic of Moldova, Europe
Printed at: see last page
ISBN: 978-620-7-84946-8

Índice

Dedicação

Este livro é dedicado à minha mulher, Janet Vanessa Baafi-Adjei; aos meus filhos, Nana Adjoa Fosuaa Adjei, Kwasi Bonnah Adjei, Akosua Amponsah Adjei e Afia Baah Adjei (também conhecida por Ayeyi); à minha mãe, Sra. Mercy Amponsah Adjei; ao distrito de Tain e a todo o Serviço de Saúde do Gana.

Reconhecimento

A minha sincera gratidão a Deus Todo-Poderoso pela força e orientação na realização deste trabalho.

Agradeço também à Assembleia Distrital de Tain, à Direção de Saúde e ao Hospital Distrital pela colaboração durante a recolha de dados no terreno.

Reconheço com grande gratidão o apoio e a orientação do Prof. Harry Tagbor, sem o qual este trabalho não teria visto a luz do dia.

Estou especialmente grato ao Diretor Regional dos Serviços de Saúde da Região de Brong Ahafo, Dr. Timothy Serwornu Letsa, e ao Diretor Adjunto da Saúde Pública, Dr. Osei Kuffour Afreh, por terem autorizado a realização deste trabalho no distrito de Tain.

Felicito a minha mulher, Janet Vanessa Baafi-Adjei, pelas suas orações e apoio na elaboração desta obra.

Que Deus Todo-Poderoso vos abençoe a todos!!!

Abreviaturas/acrónimos

CBSV - Community Based Surveillance Volunteer

CFR- Case Fatality Ratio

CHO – Community Health Officer

CSF- Cerebrospinal Fluid

DA- District Assembly

DCE- District Chief Executive

DDHS- District Director of Health Service

EPI – Expanded Programme on Immunisation

GHS – Ghana Health Service

IDSR- Integrated Disease Surveillance and Response

LGA- Local Government Authority

LP- Lumbar Puncture

NGO – Non- Governmental Organisation

PHEMC – Public Health Emergency Management Committee

RRT – Rapid Response Team

WHO – World Health Organisation

CAPÍTULO 1

Introdução

1.1 Informações de base

As epidemias de doenças nas populações humanas resultaram em mortes, pânico, perturbação do comércio e instabilidade política (Yayi et al., 2015). O aparecimento de novas doenças infecciosas e o ressurgimento de doenças anteriormente controladas por vacinação e tratamento colocam desafios à saúde pública (Hitchcock et al., 2007). Os recentes surtos de febre hemorrágica viral do Ébola, doença viral do Zika, febre de Lassa, febre amarela e meningite em seres humanos aumentaram as preocupações com a segurança sanitária mundial e a estabilidade económica. Factores como a pobreza, a sobrelotação e a falta de acesso a água potável estão associados a surtos de doenças (OMS, 2014).

A Assembleia Mundial da Saúde adoptou o Regulamento Sanitário Internacional (RSI) em 2005 com o objetivo de prevenir, proteger, controlar e dar uma resposta de saúde pública à propagação internacional de doenças, evitando interferências desnecessárias no comércio e tráfego internacionais. Por conseguinte, os países são incumbidos de detetar, avaliar, notificar e comunicar os acontecimentos e agir em caso de risco para a saúde pública (Perry et al. 2007; Hitchcock et al. 2007).

Em África, as doenças propensas a epidemias, como a cólera, a meningite e as febres hemorrágicas virais, são causas graves de morbilidade e mortalidade, mas muitos países continuam mal preparados porque estão sobrecarregados com as exigências de múltiplos desafios em matéria de saúde pública, com recursos escassos (Yayi et al., 2015).

A meningite meningocócica é endémica na maioria dos países de África. Normalmente, os surtos ocorrem durante as condições quentes, secas e poeirentas em áreas com elevada densidade populacional. A epidemia tende a ser cíclica, ocorrendo a cada quatro a sete anos em países ao longo da "cintura da meningite", que se estende do Senegal à Etiópia (OMS, 2016). A taxa de mortalidade

(CFR) da meningite pode exceder 50% se não for tratada (OMS, 2015).

A cintura da meningite atravessa a parte norte do Gana, com epidemias a ocorrerem nas regiões do Alto Oeste, do Alto Este, do Norte e em algumas partes da região de Brong Ahafo. Entre dezembro de 2015 e abril de 2016, o Gana registou um surto de meningite que afectou todas as regiões, exceto a Região Central. O surto começou no distrito de Tain, especificamente em Brohani, espalhando-se rapidamente para envolver 17 outras comunidades e, mais tarde, outras partes do Gana. *O Streptococcus pneumoniae* foi confirmado nos casos iniciais, mas *a Neisseria meningitides* foi também detectada mais tarde. Até 13 de fevereiro de 2016, foram notificados cumulativamente 548 casos suspeitos de meningite, incluindo 93 mortes, em todo o país, com uma taxa de incidência de 16,9% (Agência de Notícias do Gana, 2016).

1.2 Declaração do problema

Uma resposta rápida e adequada aos surtos de doenças depende de uma preparação adequada. Em 2014, o Gana viveu o pior surto de cólera e, em 2015, a preparação para surtos de vários distritos, municípios e regiões foi posta à prova por um surto de meningite que afectou todas as regiões, exceto a região central.

O surto começou no distrito de Tain, na região de Brong Ahafo, a partir da semana epidemiológica 52 de 2015 e terminou na 11th semana de 2016 (Direção de Saúde do Distrito de Tain, 2016). Registou-se um total de 145 casos, 15 mortes e uma taxa de mortalidade de 10,3%, tendo mais de 50% das mortes ocorrido nas duas semanas seguintes ao início da doença. Os casos iniciais foram diagnosticados como malária e as mortes na comunidade de causas desconhecidas comunicadas por líderes de opinião levaram a uma investigação da situação, culminando na declaração de um surto pelo Chefe do Executivo Distrital (DCE) em dezembro de 2015.

O quadro da resposta noutras regiões atingidas pelo surto não era diferente do que se verificava no distrito de Tain. A Lei da Saúde Pública 851 da República do Gana (Lei de 2012) elucida o mandato legal das partes interessadas na gestão dos surtos e, por extensão, ordena às Autoridades Governamentais Locais (AGL) que formem Comités de Gestão de Emergências de Saúde Pública (GGESP) multidisciplinares que preparem e transformem os planos de preparação em estruturas capazes de dar uma resposta rápida. Não é possível determinar em que medida as LGAs cumprem esta disposição.

Explorar a disponibilidade e a implementação do plano de preparação elaborado pelo distrito de Tain nas áreas da logística, do pessoal, da vigilância, da comunicação dos riscos, da coordenação e da gestão de casos para o surto de meningite de 2015/2016 dará uma ideia da forma como outras assembleias distritais, municipais e metropolitanas realizam esta importante atividade.

As conclusões do estudo ajudarão a reforçar a preparação para surtos por parte das LGAs e do país, bem como a estimular mais investigação nesta área.

1.3 Fundamentação do estudo

O Serviço de Saúde do Gana (Ghana Health Service - GHS) elaborou directrizes técnicas para a Vigilância e Resposta Integradas às Doenças (Integrated Disease Surveillance and Response - IDSR) para ajudar na deteção e gestão de surtos de doenças. Os estabelecimentos de saúde nas várias Autoridades Governamentais Locais (LGAs) são obrigados a comunicar as doenças de importância para a saúde pública ao nível superior seguinte.

A última edição do IDSR foi publicada em 2011 e foram organizados seminários de reforço das capacidades para dotar os profissionais de saúde de conhecimentos e competências no desempenho das actividades de vigilância e resposta às doenças.

No entanto, não foi efectuada uma avaliação no distrito de Tain para avaliar o seu desempenho em termos de preparação para epidemias. Uma pesquisa na literatura publicada revelou um trabalho limitado nesta área. A avaliação do grau de preparação do distrito de Tain antes do surto constitui uma oportunidade para avaliar as lacunas e as melhores práticas, a fim de promover melhorias.

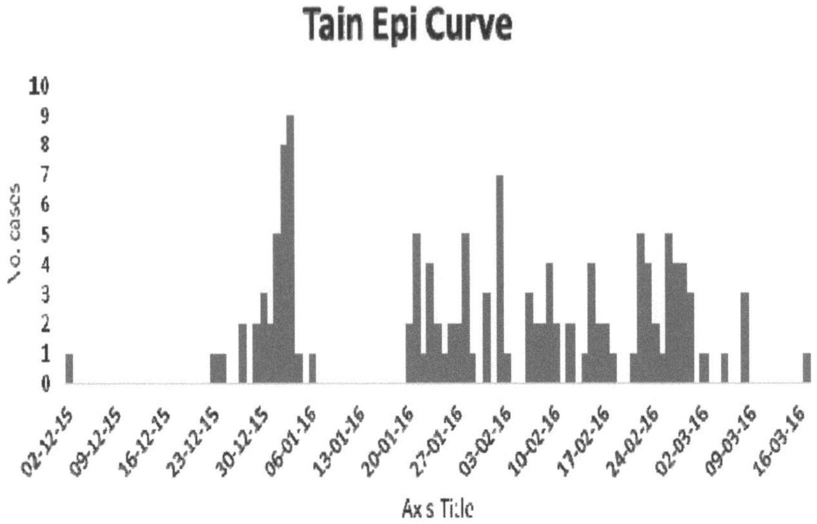

Figura1.2 Tendências dos casos de meningite durante o surto de 2015/2016.

Fonte: Direção Regional de Saúde de Brong Ahafo, 2016

1.4 Quadro concetual

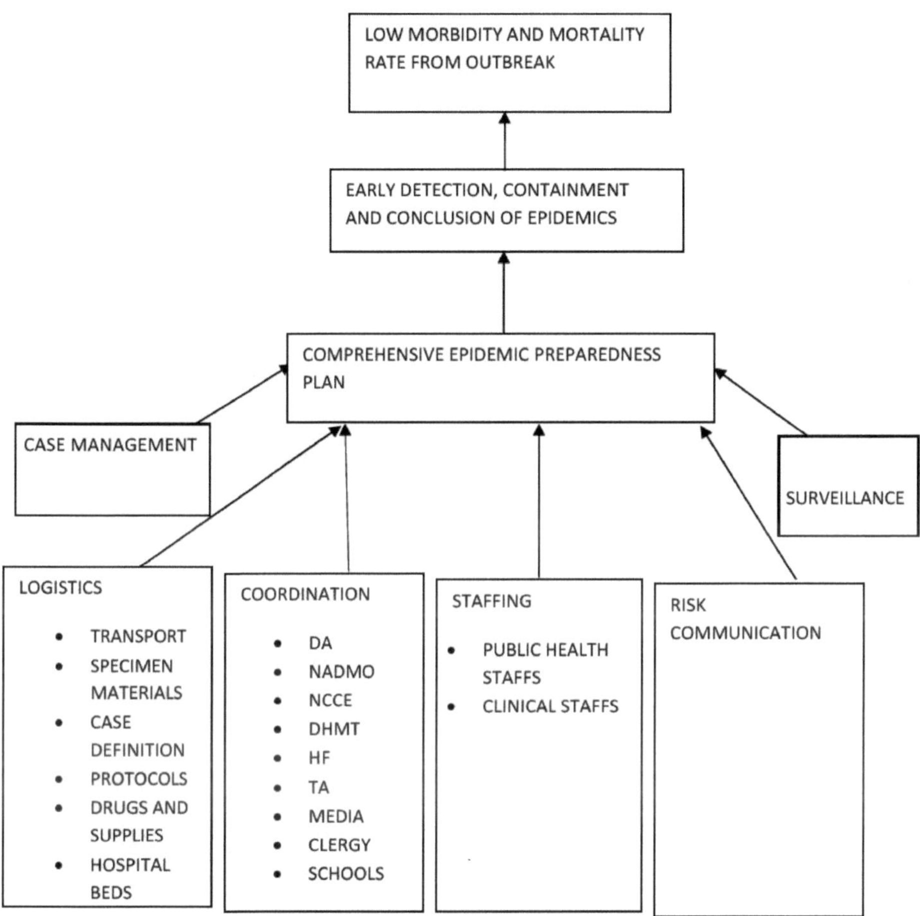

Figura. 1.4- Um quadro concetual que liga as componentes da preparação para epidemias aos resultados dos surtos de doenças. Fonte: Construção do autor, 2016

1.5 Questão de investigação

Qual foi o grau de preparação do distrito de Tain durante o surto de meningite de 2015/2016?

1.6 Objetivo principal

Avaliar o plano de preparação para epidemias do distrito de Tain com referência ao surto de meningite de 2015/2016.

1.7 Objectivos específicos

- Avaliar a disponibilidade e a implementação do plano de preparação para surtos de meningite no distrito.
- Avaliar o envolvimento da Assembleia Distrital na preparação para os surtos.
- Avaliar o efeito da preparação no resultado do surto.

1.8 Perfil de saúde da área de estudo

O distrito de Tain foi criado a partir do então distrito de Wenchi, na região de Brong Ahafo, em junho de 2004. O distrito cobre uma superfície terrestre total de 4125 quilómetros quadrados e tem uma população de 100907 habitantes. Faz fronteira com o município de Wenchi a leste, Jaman North a oeste, Sunyani West a sul e o distrito de Berekum a sudoeste. Faz fronteira com o distrito de Banda a nordeste e com La Cote d'l voire a noroeste.

A temperatura média no Distrito é de cerca de 24°C com o período mais quente entre fevereiro e abril. A estação das chuvas ocorre entre abril e outubro, com um curto período de seca em agosto. Há uma média de 4 meses de chuva num ano.

O Distrito tem cinco povoações urbanas, nomeadamente Badu com uma população de 13.021, Seikwa (10.471), Debibi (7.318), Nsawkaw (6.342) e Brohani (6.105). O resto da população pode ser descrito como rural, vivendo em comunidades com menos de 5.000 habitantes.

O distrito de Tain é endémico em termos de filariose e dois subdistritos, nomeadamente Badu e Nsawkaw, são os mais afectados. A malária ocupa a primeira posição entre as dez principais causas de atendimento ambulatório e contribuiu com 40% de todos os casos registados em 2015, em comparação com 42% registados em 2014.

Há um total de 11 unidades de saúde, incluindo um hospital, 4 centros de saúde, 4 centros de CHPS e 2 maternidades/clínicas privadas. Existem 29 zonas funcionais demarcadas de CHPS e 123 comunidades, todas com voluntários envolvidos na prestação de serviços (Direção Distrital de Saúde de Tain, 2015).

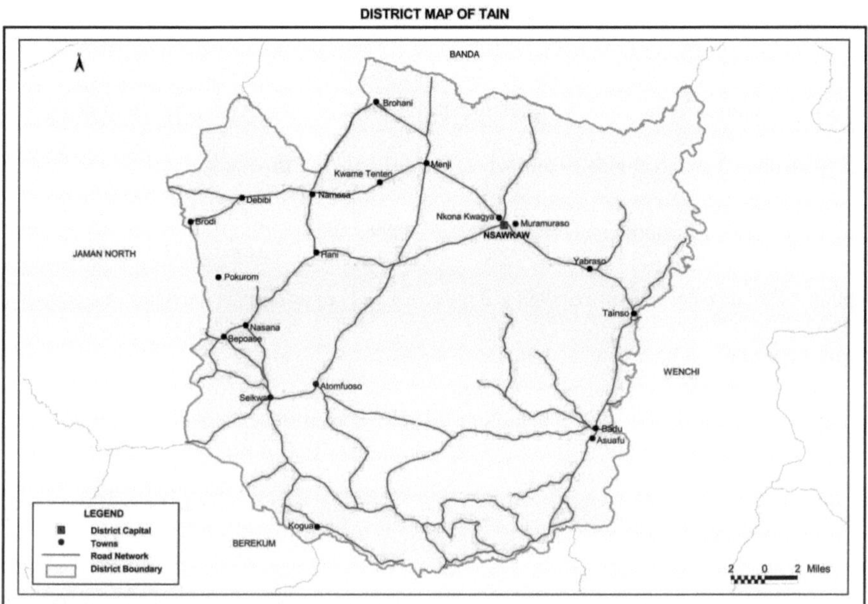

Mapa 1.8: Distrito de Tain. Fonte: Conselho Nacional da População, 2010

1.9 Âmbito do estudo

O estudo examinou a disponibilidade e a implementação do plano de preparação para epidemias do distrito, o envolvimento da Assembleia Distrital e a forma como a preparação influenciou os resultados. Incluiu entrevistas a membros-chave do PHEMC e a análise de registos sobre pessoal, logística, comunicação de riscos, gestão de casos, vigilância e coordenação.

1.10 Organização do relatório

C capítulo 1 introduz o tema da investigação e abrange áreas vitais como a declaração do problema, a justificação do estudo, o quadro concetual, os objectivos, o perfil de saúde do distrito de Tain e o âmbito do estudo.

C capítulo 2revê manuais e protocolos sobre atributos da preparação para epidemias a diferentes níveis e apoia-os com trabalhos efectuados por alguns autores. Também compila a literatura sobre o envolvimento das partes interessadas na preparação para surtos e o efeito da preparação no resultado do surto.

C capítulo 3 elucida a forma como o estudo foi efectuado e a técnica e os instrumentos de recolha de dados utilizados. Também aborda os pressupostos e as limitações do estudo.

C capítulo 4 compila as principais conclusões do estudo.

C capítulo 5discute os principais resultados e relaciona-os com as normas previstas nos protocolos e manuais, bem como na literatura.

C capítulo 6 resume as principais conclusões e propõe recomendações baseadas em provas às partes interessadas visadas.

CAPÍTULO 2

Revisão da literatura

2.1 Introdução

A meningite bacteriana é uma infeção grave das membranas que cobrem o cérebro e resulta numa elevada mortalidade e morbilidade. A maioria das meningites bacterianas em adultos é causada por *Neisseria meningitides* e *Stretococcus pneumoniae. A Listeria monocytogenes* causa meningite nos idosos e em pessoas com estados de imunossupressão. *O Haemophilus influenzae* e o *Staphylococcus aureus* são encontrados em 1-2% dos casos em adultos e resultam geralmente como uma complicação de otite média ou sinusite ou endocardite (Van De Beek, 2016).

A meningite é uma doença transmitida pelo ar e as bactérias podem ser transportadas pela garganta, ganhando acesso à corrente sanguínea quando as defesas do organismo são ultrapassadas. Pensa-se que 10-20% da população é portadora de *Neisseria meningitides* em qualquer altura, mas a taxa de transporte pode ser mais elevada durante as epidemias (OMS, 2015).

A dor de cabeça, a febre, a rigidez do pescoço, a fotofobia e outros sintomas constitucionais são característicos da meningite. No entanto, a manifestação destes sintomas e sinais depende da idade - quanto mais jovem for o doente, mais subtil e atípica é a apresentação de cefaleias, fotofobia, vómitos e rigidez do pescoço (Van De Beek, 2016)

Uma epidemia é definida como a ocorrência de casos de uma doença com uma frequência claramente superior à esperada numa determinada região, exigindo, portanto, medidas de controlo de emergência. Pode ser preferível notificar a doença como um surto porque parece causar menos pânico do que uma epidemia. Para além de avaliar a incidência e a prevalência da doença, a prevenção e o controlo dos surtos de doença requerem uma compreensão aprofundada dos factores ambientais e do hospedeiro, do padrão de transmissão e de outras características dos organismos causadores (Societies n.d.).

2.2 Disponibilidade e implementação do plano de preparação para surtos de meningite

2.2.1 Introdução

A preparação global para um surto de meningite pode ter em conta seis áreas principais que constituem o plano de vigilância e resposta. São elas:

- vigilância
- gestão de casos
- logística
- pessoal
- coordenação
- comunicação dos riscos

2.2.2 Vigilância

A vigilância é definida como a "recolha, análise e interpretação sistemáticas e contínuas de dados sobre a saúde, essenciais para o planeamento, a aplicação e a avaliação das práticas de saúde pública. Inclui a divulgação atempada dos dados a quem precisa de os conhecer. O elo final da cadeia de vigilância é a aplicação destes dados à prevenção e ao controlo das doenças. Uma boa vigilância é vital para o êxito do controlo das doenças transmissíveis, uma vez que permite compreender melhor a evolução dos padrões das doenças e orientar as medidas de controlo das doenças. O sistema de vigilância das doenças de um distrito ou de uma região deve estar ligado ao sistema de vigilância do país (Societies n.d.).

O sistema de informação sanitária baseado nas unidades sanitárias deve ser aumentado com a vigilância baseada na comunidade, que utiliza voluntários e agentes comunitários de saúde ou equipas de informação sanitária para recolher dados essenciais através de visitas domiciliárias e outros meios (Apanga et al., 2016). Esse sistema precisa de registar todas as mortes ocorridas nas unidades de saúde e dentro e fora do distrito ou região. Dependendo da frequência de notificação, essas informações podem ser resumidas em formulários de vigilância de mortalidade e morbidade diariamente na fase inicial de uma operação, depois semanalmente ou mensalmente (Societies n.d.).

Uma definição padrão de caso ajuda os profissionais de saúde a decidir se uma pessoa tem uma determinada doença ou problema de saúde. Ajuda a monitorizar com precisão as tendências da doença e a fazer melhores estimativas dos recursos necessários, bem como a alertar as autoridades nacionais sobre um surto (Societies n.d.).

As seguintes categorias de definição de caso destinam-se a ajudar a uniformidade no diagnóstico da meningite (OMS, 2015):

Caso suspeito de meningite:

Qualquer pessoa com febre de início súbito (> 38,5 °C rectal ou 38,0 °C axilar) e rigidez do pescoço ou outro sinal meníngeo, incluindo fontanela saliente em crianças pequenas.

Caso provável de meningite:

Qualquer caso suspeito com líquido cefalorraquidiano (LCR) turvo, turvo ou purulento; ou com uma contagem de leucócitos no LCR >10 células/mm3; ou com bactérias identificadas por coloração de Gram no LCR. Em bebés: Contagem de leucócitos no LCR >100 células/mm3; ou contagem de leucócitos no LCR 10-100 células/mm3 E um nível elevado de proteínas (>100 mg/dl) ou uma diminuição da glucose (<40 mg/dl).

Caso confirmado de meningite:

Qualquer caso suspeito ou provável confirmado laboratorialmente através de cultura ou identificação (ou seja, por reação em cadeia da polimerase, vareta imunocromatográfica ou aglutinação do látex) de *Neisseria meningitides, Streptococcus pneumoniae* ou *Haemophilus influenzae tipo b* no LCR ou no sangue.

A preparação para a vigilância é observada a nível distrital ou regional e das instalações. De acordo com a OMS (2015), a preparação para a vigilância da meningite deve incluir o seguinte

Nível distrital

- conceber, imprimir e distribuir formulários normalizados de notificação e definições de casos normalizados a todos os centros de saúde;
- garantir que todos os centros de saúde tenham conhecimento das definições de casos padrão;
- nomear e formar agentes de vigilância em todas as zonas do distrito;
- compilar semanalmente dados de vigilância de todos os casos suspeitos (bem como de "notificação zero"), analisar tendências e monitorizar quaisquer sinais de atividade da doença;
- pré-posicionar reagentes de diagnóstico e outro material de vigilância nos laboratórios distritais e de referência.

Nível do estabelecimento de saúde

- conhecer e compreender as definições de caso padrão;
- notificar zero casos e estar preparado para notificar casos suspeitos, prováveis e confirmados;
- efetuar punções lombares em todos os casos suspeitos;
- enviar amostras de LCR para o laboratório;
- preencher um formulário baseado em casos para todos os casos suspeitos.

2.2.3 Gestão de casos

Os sistemas de saúde dos países subsarianos são geralmente fracos. Devido ao elevado número de casos suspeitos registados durante as epidemias, é impossível admitir todos os casos e o tratamento ambulatório combinado com campanhas de vacinação em massa é normalmente utilizado para reduzir o impacto dos surtos (Societies n.d.). A resposta a surtos constitui duas áreas principais, nomeadamente a vacinação e o tratamento e cuidados (OMS, 2015).

O tratamento e os cuidados centram-se na redução do impacto da doença nos pacientes, fornecendo tratamento e cuidados rápidos, adequados, acessíveis e económicos. O tratamento da meningite é feito com antibióticos e, para garantir a disponibilidade de reservas suficientes nos centros de saúde com bastante antecedência, é necessário um planeamento cuidadoso e a antecipação das áreas com maior risco de surtos. Geralmente, *a Neisseria meningitides* e *o Streptococcus pneumoniae* respondem bem à ceftriaxona, à ampicilina, ao cotrimoxazol e à cefotaxima (Societies n.d.).

A OMS recomenda a imunização do grupo de risco com a vacina adequada, o que exige um planeamento e uma coordenação extensivos (OMS, 2015). No Gana, a vacina pneumocócica foi introduzida no Programa Alargado de Imunização (PAI) em 2013 e conduziu a uma redução da infeção pneumocócica entre as crianças. Em 2012, foi também introduzida uma vacina meningocócica conjugada (MenAfriVac^{R}) nas 3 regiões do norte do Gana (Agência de Notícias do Gana, 2012), o que conduziu a uma redução drástica da meningite cerebrospinal causada pela *Neisseria meningitides* serotipo A, tendo sido desde então introduzida no PAV de todas as outras regiões do Gana.

Uma campanha de imunização em massa só deve ser efectuada no início de um surto. A preparação para o surto depende do nível: distrito e unidade de saúde.

Distrito

- planear e realizar cursos de formação para profissionais de saúde sobre protocolos de tratamento de epidemias;
- imprimir e distribuir protocolos nacionais de tratamento (tratamento de 5-7 dias) a todos os centros de saúde;
- calcular a quantidade de antibióticos, vacinas e materiais que podem ser necessários durante uma epidemia (ver página 24), pré-posicionar stocks em áreas de alto risco e estabelecer linhas suaves

para distribuição em todo o distrito.

Estabelecimento de saúde

- os doentes com suspeita de meningite devem ser submetidos a uma punção lombar seguida de antibióticos adequados o mais rapidamente possível;
- garantir que qualquer criança com menos de 2 anos de idade ou qualquer paciente com sintomas graves seja admitido na unidade de saúde para tratamento e ajustar o tratamento conforme necessário;
- registar os dados de todos os doentes no registo.

2.2.4 Logística

O plano de preparação para epidemias exige uma quantidade significativa de recursos, incluindo infra-estruturas (por exemplo, centros de tratamento especiais), medicamentos e material médico, equipamento e material de laboratório, directrizes de diagnóstico e tratamento, artigos de papelaria e transporte. Uma estimativa adequada da logística é fundamental para a resposta à epidemia. Um estudo realizado na Nigéria indicou que a maioria das Áreas Governamentais Locais (LGAs) não se preparam para stocks de emergência e fornecimentos de medicamentos e materiais para a recolha de amostras de laboratório em caso de epidemia (Abubakar et al. 2010).

Podem ser necessários centros de tratamento especiais para melhorar o tratamento e limitar a propagação da doença. Se a capacidade das instalações existentes for demasiado pequena, podem ser criadas estruturas temporárias em edifícios escolares ou tendas, que devem ser devidamente equipadas para servir o objetivo pretendido. Os medicamentos e outros materiais podem ser seleccionados com base em protocolos locais ou, se não estiverem disponíveis, podem ser adoptadas as normas da OMS (Societies n.d.).

2.2.5 Pessoal

A mão de obra qualificada é muitas vezes um grande obstáculo à prestação de cuidados de saúde, mesmo de cuidados básicos. A contratação de médicos, enfermeiros e outro pessoal paramédico simplesmente esgota o sistema de saúde local do seu bem mais valioso noutras localidades (Societies n.d.). Um plano abrangente de preparação para epidemias requer o desenvolvimento de uma gestão local; o Comité de Gestão de Emergências de Saúde Pública (PHEMC), bem como o investimento em recursos humanos para a saúde no que diz respeito à formação e ao pagamento de incentivos (Scott et al., 2016). A preparação e a resposta às epidemias são óptimas quando os recursos humanos e os sistemas de saúde funcionam bem antes do surto (Rosewell et al., 2013). A indisponibilidade de pessoal técnico afecta a qualidade da preparação para os surtos. Embora outros funcionários possam ser formados para desempenhar o papel de técnicos, a adesão à Vigilância e Resposta Integradas às Doenças (IDSR) é geralmente fraca (Yayi et al. 2015). Pelo menos 60% do pessoal deve ser formado na utilização da IDSR (Abubakar et al. 2010) para garantir uma preparação e resposta adequadas.

2.2.6 Coordenação

As partes interessadas são as pessoas que são afectadas pelo surto ou que podem influenciar a tomada de decisões. Os líderes comunitários, os voluntários, os profissionais de saúde, as Organizações Não Governamentais (ONG) e as agências estatais desempenham um papel fundamental no planeamento e podem levar a cabo estratégias preventivas como a educação sanitária, o saneamento e a mobilização de recursos para conter o surto (Societies n.d.). No entanto, o plano de preparação para surtos tem frequentemente envolvido entidades do sector público, negligenciando o sector privado. Abubakar et al (2010), num estudo realizado no Estado de Kaduna, na Nigéria, descobriram que, embora os hospitais e clínicas privados constituíssem cerca de 41%, nenhum membro foi incluído no PHEMC.

A coordenação entre as várias partes interessadas é fundamental na preparação para epidemias. O PHEMC foi concebido para ser uma plataforma multi-setorial (Khan et al., 2014) para coordenar os contributos e as actividades durante os surtos. Os membros do PHEMC podem incluir o Oficial Médico de Saúde/Oficiais de Saúde, o Oficial de Saúde Ambiental, os gestores do Programa Nacional de Imunização, o Oficial de Monitorização e Avaliação/Vigilância e Notificação de Doenças (Abubakar et al. 2010). No entanto, podem ser incluídos outros funcionários, se necessário. Quando existe uma relação cordial entre os membros antes do surto, a coordenação é geralmente boa (Rosewell et al., 2013)

Um PHEMC funcional é aquele que se reúne regularmente mesmo na ausência de uma epidemia iminente (Abubakar et al. 2010). Isto ajuda a mobilizar a logística e a delinear estratégias para prevenir surtos. A maior parte das entidades de saúde em África não tem esta capacidade, como mostra um estudo realizado no Uganda que revelou que a existência de comités não funcionais implica uma fraca preparação e resposta aos surtos (Yayi et al. 2015).

2.2.7 Comunicação dos riscos

A comunicação é a troca de informações entre indivíduos e grupos. Na preparação para surtos, a comunicação é necessária para coordenar as actividades das várias partes interessadas, bem como para a educação do público sobre o risco de doença. A educação sanitária e a sensibilização da comunidade devem incluir métodos de prevenção de doenças e factores ou comportamentos prováveis associados a um risco elevado de exposição a doenças (Societies, n.d.).

Os membros activos e respeitados da comunidade afetada podem ser recrutados e formados como voluntários em educação para a saúde, uma vez que partilham a mesma língua e cultura que a população-alvo. Podem fornecer informações valiosas sobre as perspectivas da comunidade relativamente às doenças, incluindo os termos locais para a causa, os sintomas e o tratamento, tornando assim as mensagens de educação para a saúde mais eficazes.

Embora possam ser recrutados os membros mais instruídos ou visíveis da comunidade, é importante garantir que todos os grupos de interesse estejam representados, incluindo mulheres e grupos étnicos minoritários. Durante um surto de meningite, a educação pública centra-se na apresentação precoce dos casos, na prevenção da sobrelotação e na imunização em massa (Societies n.d.).

2.3 Envolvimento da Assembleia Distrital (Partes Interessadas) na Preparação para Surtos

Ao planear e executar programas de controlo de doenças, as autoridades sanitárias devem trabalhar em estreita colaboração com as agências humanitárias, as organizações não governamentais (ONG) e as autoridades locais, especialmente as comunidades, uma vez que o seu envolvimento assegura a deteção precoce, o alerta e o controlo (Abubakar et al. 2010).

A Assembleia Distrital (AD) ou o Conselho de Coordenação Regional ou Nacional é responsável pelo desenvolvimento do quadro legal, políticas e acções para estabelecer PHEMCs, permitindo a mobilização de recursos adequados, atribuindo orçamentos e autorizando o desembolso de fundos para actividades de preparação e resposta (Societies, n.d.; Yayi et al., 2015).

A planificação da preparação para surtos envolve a coordenação das actividades do PHEMC multidisciplinar e multissectorial e o Chefe do Executivo Distrital (DCE), que é o comandante-chefe, tem a responsabilidade de presidir a este comité. A aparente autonomia de algumas agências públicas pode afetar negativamente a mobilização eficaz de recursos (Khan et al., 2014). O envolvimento da Assembleia Distrital pode resolver os estrangulamentos e contribuir para uma gestão bem sucedida dos surtos (Ajayi et al., 2013). O DCE organiza reuniões periódicas para rever as estratégias, bem como para receber contributos técnicos dos membros do comité, a fim de dar prioridade à atribuição de recursos. A falta de compreensão da importância da preparação para surtos leva frequentemente a uma fraca afetação de recursos à saúde, o que é exemplificado pela libertação de apenas 7,2% do orçamento apresentado ao governo durante o surto de dengue no distrito de Lahore, no Paquistão (Khan et al., 2014).

Outra razão para o envolvimento da AD é o facto de as Agências Locais de Saúde poderem ter uma autoridade reduzida na coordenação dos assuntos do PHEMC e as intervenções pessoais da DCE poderem ser necessárias (Khan et al., 2014).

O surto de Ébola de 2014 na África Ocidental demonstra o papel dos responsáveis políticos na luta contra o surto de doenças. Os trabalhadores do sector da saúde na Serra Leoa iniciaram uma ação industrial e abandonaram as instalações de saúde devido a uma logística inadequada e a subsídios não pagos (Rojas, 2014). Um plano de preparação abrangente, apoiado por uma boa vontade política, poderia ter evitado o fenómeno.

2.1 Efeito da preparação no resultado do surto

A análise das tendências epidemiológicas mostra que o surto de meningite segue um padrão sazonal, com a maioria a ocorrer entre dezembro e junho (OMS, 2015). Embora a mudança das condições climáticas, com uma estação quente e seca prolongada, tenha sido implicada (Codjoe et al., 2014), a sobrelotação e o mau saneamento ambiental também contribuem para a propagação dos surtos (Khan et al., 2014).

O facto de se perderem muitas vidas devido a uma doença (meningite) que pode ser controlada por intervenções de saúde pública testadas constitui uma grande preocupação de saúde pública. A taxa de letalidade da meningite pode exceder 50% se não for tratada (OMS, 2015). Rosewell et al., (2013) observaram que a morbilidade e a mortalidade decorrentes de surtos são mais baixas nos casos em que os recursos humanos e os sistemas de saúde funcionavam de forma óptima antes do surto. Shrivastava et al., (2015) observaram que uma preparação abrangente para a epidemia em termos de vigilância, gestão de casos com antibióticos adequados, vacinação e quimioprofilaxia pode reduzir drasticamente a mortalidade e a morbilidade. No entanto, Mwambi et al. (2016), no seu estudo no norte da Zâmbia, observaram que uma preparação adequada pode não resultar necessariamente numa baixa CFR e vice-versa, mas uma boa resposta ao surto sim.

Através da vacinação, a meningite deixou de ser um problema de saúde pública no distrito de Talensi, na região do Alto Oriente do Gana. A taxa de prevalência é semelhante à do Mali e do Burquina, onde a MenAfriVac está incorporada no PAV (Apanga et al., 2016). O empenhamento significativo do governo e de outras partes interessadas na disponibilização de recursos para a preparação e resposta a surtos reduz frequentemente a possibilidade de propagação da doença (Alhusssein et al., 2015)

A perceção da causa da meningite influencia o comportamento dos habitantes na procura de cuidados de saúde. Num estudo realizado no município de Kassana-Nankana East, na região do Alto Oriente do Gana, Codjoe et al. (2014) descobriram que os idosos atribuíam a causa da meningite à desobediência aos deuses, aos antepassados e aos espíritos malignos. Estes modelos mentais, se não forem corrigidos, conduzem muitas vezes a uma elevada mortalidade e morbilidade resultantes de uma notificação tardia dos cuidados de saúde.

A declaração atempada de surtos permite uma resposta atempada e a primeira é uma função de uma boa preparação para a gestão de dados. A subnotificação, a fragilidade do sistema de vigilância, a definição inconsistente de casos, a falta de directrizes e a sensibilização variável para as doenças prioritárias influenciam o surto de meningite (Borrow et al., 2016) e, por extensão, a taxa de mortalidade dos casos. Quando os responsáveis pela gestão dos dados estão envolvidos na preparação para os surtos, a qualidade dos dados melhora (Rosewell et al., 2013), o que tem um impacto positivo na resposta.

CAPÍTULO 3

Metodologia

3.1 Método e conceção do estudo

O estudo utilizou uma abordagem descritiva transversal e foi realizado de julho a setembro de 2016. Envolveu entrevistas a informadores-chave utilizando um questionário semi-estruturado apoiado por uma análise documental para avaliar a preparação do distrito para o surto.

3.2 Técnicas e instrumentos de recolha de dados

Os colectores de dados foram recrutados e formados, após o que foi realizado um teste prático sobre a forma de administrar o questionário para selecionar os três melhores candidatos.

Foram entrevistados três membros do Comité de Gestão de Emergências de Saúde Pública (PHEMC) utilizando um questionário semi-estruturado. Foram seleccionados da Direção Distrital de Saúde, do Hospital Distrital e da Assembleia Distrital e designados como participantes A, B e C, respetivamente. Foram marcadas marcações com os inquiridos e as entrevistas foram realizadas em locais aceitáveis para eles. As entrevistas foram efectuadas de acordo com o processo de consentimento informado individual. Foram recolhidas notas de campo para complementar as respostas.

A recolha de dados foi efectuada entre as 9:00 e as 15:00 horas. Cada um dos inquiridos foi entrevistado simultaneamente por todos os responsáveis pela recolha de dados. As respostas foram registadas de forma independente por cada um dos três responsáveis pela recolha de dados, seguindo-se uma reunião da equipa de investigação para cotejar, sincronizar e fazer as correcções necessárias. Nos casos em que se verificaram divergências nos dados recolhidos, os inquiridos foram contactados.

A entrevista dos informadores-chave foi corroborada pela análise documental de relatórios e registos. Os seguintes indicadores foram verificados a partir das fontes indicadas no quadro seguinte:

Quadro 3.2: Indicadores de preparação para epidemias e meios de verificação

INDICADORES	MEIOS DE VERIFICAÇÃO
Coordenação	Actas das reuniões do PHEMC
Logística	Livro de contabilidade, requisições, relatórios de transporte, registo de bens
Comunicação dos riscos	Plano de comunicação dos riscos
Vigilância	Cópias da definição de caso, diários de bordo de rumores, formulários baseados em casos, lista de linhas
Pessoal	Dados sobre recursos humanos, relatórios de formação em serviço
Gestão de casos	Protocolos clínicos, pastas de doentes
Resultado (casos e mortes)	Lista de linhas, livro de admissão e de alta

Fonte: Trabalho de campo do autor (2016)

3.3 População do estudo

A população do estudo foi o distrito de Tain. Foram realizadas entrevistas a informadores-chave com três membros do PHEMC provenientes da Direção Distrital de Saúde, do Hospital Distrital e da Assembleia Distrital.

3.4 Variáveis do estudo

A variável dependente primária foi a preparação para epidemias, categorizada em três níveis - abrangente, inadequada e pobre. A variável dependente secundária foi o rácio de casos fatais.

As variáveis independentes eram os atributos da preparação para epidemias e incluíam: pessoal, logística, comunicação de riscos, coordenação, vigilância e gestão de casos.

3.5 Amostragem

Foi utilizada uma amostragem intencional na seleção dos participantes.

3.6 Pré-teste

Os questionários foram pré-testados no Distrito de Banda duas semanas antes do início da recolha de dados. Cada participante da Assembleia Distrital, da Direção Distrital de Saúde e do Centro de Saúde de Banda foi entrevistado. Foram feitas correcções ao rascunho antes de imprimir as cópias finais.

3.7 Tratamento de dados

As reuniões dos colectores de dados foram realizadas diariamente. Os informadores-chave foram contactados para verificar a autenticidade dos dados recolhidos e fazer as correcções necessárias. Os dados quantitativos foram introduzidos no Microsoft Excel 3.0 e os qualitativos foram agregados manualmente. Os questionários administrados foram arquivados e guardados pelo Investigador Principal. Os dados processados foram armazenados num disco rígido externo e conservados da mesma forma. O pedido e a utilização de dados fora dos períodos de reunião da investigação exigiram a autorização do Investigador Principal. Os resultados foram organizados de acordo com os objectivos específicos:

- Disponibilidade e implementação do plano distrital de preparação para surtos de meningite.
- O envolvimento da Assembleia Distrital na preparação para o surto.
- Efeito da preparação no resultado do surto.

3.8 Análise de dados

Os questionários foram ordenados de acordo com a identidade dos inquiridos e, para cada um deles, foram reunidos os três questionários administrados independentemente pelos colectores de dados. A coerência dos questionários foi verificada e, sempre que necessário, os inquiridos foram contactados para obter esclarecimentos.

Os dados quantitativos foram introduzidos no Microsoft Excel 3.0 e as percentagens foram calculadas quando aplicável. Os dados qualitativos foram agregados manualmente e foi efectuada uma análise não temática.

Os resultados foram organizados de acordo com os três objectivos específicos a seguir indicados:

3.8.1 Disponibilidade e implementação do plano distrital de preparação para surtos de meningite

A disponibilidade de um plano de preparação para surtos foi verificada pela presença de uma cópia actualizada e encadernada deste documento. A implementação do plano foi avaliada pela sua transformação em estruturas necessárias para a gestão de epidemias.

As áreas temáticas analisadas na execução do plano incluíam o pessoal, a logística, a comunicação dos riscos, a coordenação, a vigilância e a gestão dos casos. Um plano de preparação que incorporava e cumpria todos os critérios nas áreas temáticas foi classificado como abrangente, um que era deficiente em, no máximo, duas áreas foi classificado como inadequado e um que era incompleto em mais de duas áreas foi considerado pobre.

Uma pontuação de pelo menos 65% numa área temática foi considerada adequada.

O quadro seguinte foi utilizado para classificar os indicadores do plano:

Tabela 3.8.1: Indicadores de preparação para epidemias e critérios de avaliação

INDICADOR	CRITÉRIOS
Pessoal	- Disponibilidade dos números necessários nas categorias especificadas (sem défice de pessoal)
Logística	• Meios de transporte disponíveis e sem lacunas quanto ao número necessário (pelo menos as categorias de veículos de recolha, ambulâncias e

	motociclos) • Disponibilidade de frascos de LCR, agulhas para punção, suportes de amostras, material para coloração de Gram/Pastorex, antibióticos (ceftriaxona, ampicilina ou cefotaxima) • Disponibilidade de fundos para resposta a emergências.
Coordenação	• Composição completa dos membros do PHEMC • Cumprimento do calendário de reuniões • Preparação e apresentação do orçamento à Assembleia Distrital (AD). • Financiamento de pelo menos 80% do orçamento pela DA. • Disposições relativas à vacinação em massa
Comunicação dos riscos	• Disponibilidade de um plano • Participação da população local • Designação de uma pessoa de contacto para a comunicação com os meios de comunicação social • Formação do pessoal em matéria de educação do público

Vigilância	• Disponibilidade de cópias da definição de casos, formulários baseados em casos, diários de bordo de rumores. • Formação de pelo menos 60% do pessoal de saúde pública em matéria de vigilância. • Disponibilidade de fundos para a vigilância ativa
Gestão de casos	• Disponibilidade de cópias da definição de casos e protocolos clínicos nas instalações de tratamento. • Formação de pelo menos 60% do pessoal clínico em gestão de casos. • Disponibilidade de fundos para resposta a emergências.

Fonte: Trabalho de campo do autor (2016)

3.8.2 Envolvimento da Assembleia Distrital na preparação para surtos

A avaliação foi efectuada de acordo com os seguintes critérios

• Participação do Chefe do Executivo Distrital ou representante nas reuniões do PHEMC. A participação em pelo menos 70% das reuniões foi considerada adequada.

• Aprovação e financiamento do orçamento. Pelo menos 80% do orçamento apresentado pelo PHEMC deve ser cumprido.

A presença de todos os dois indica um envolvimento completo; a ausência de um indica um envolvimento parcial; a ausência de todos os dois indica um envolvimento fraco.

3.8.3 Efeito da preparação no resultado do surto

O número total de casos e de óbitos registados foi extraído da lista de linhas. A taxa de letalidade

(CFR) foi calculada dividindo o número de mortes pelo número de casos e multiplicando por 100%. De acordo com a OMS (2015), a CFR para a meningite pode exceder 50% (quando os surtos são mal geridos), pelo que foi utilizada a seguinte classificação da CFR: menos de 25% apoia uma preparação e implementação abrangentes; 25%-50%, para inadequada e CFR superior a 50% corrobora uma preparação deficiente.

A perceção dos inquiridos sobre o efeito da preparação no resultado do surto foi avaliada sumariamente.

Foi utilizada a estatística descritiva. Foram construídas tabelas com a frequência e a percentagem dos atributos quantitativos.

3.9 Considerações éticas

Foi solicitada a aprovação ética do Comité de Ética e Publicação em Investigação Humana da Universidade de Ciência e Tecnologia Kwame Nkrumah (KNUST CHRPE). Foi pedida autorização administrativa aos Directores Regionais e Distritais de Saúde da Região de Brong Ahafo e do Distrito de Tain, respetivamente. A confidencialidade e o anonimato foram assegurados durante todo o processo e o resultado da investigação foi partilhado com o distrito e a região, respetivamente.

3.10 Limitações do estudo

O tempo e as restrições financeiras não permitiram entrevistar todos os membros do PHEMC e os pontos de vista e opiniões dos inquiridos podem não ser representativos de todo o comité. O estudo não avaliou a adequação do conteúdo da comunicação dos riscos. Os critérios de avaliação dos componentes do plano de preparação para surtos não foram normalizados nem utilizados num estudo semelhante, pelo que estão sujeitos a enviesamentos.

3.11 Pressupostos

Foram apresentadas as seguintes propostas:

- As respostas dadas pelos membros do PHEMC foram verdadeiras e reflectiram o nível de preparação para o surto.
- Os relatórios e os registos não eram cozinhados ou fabricados, mas representavam a verdadeira situação.
- Os entrevistadores não foram tendenciosos na colocação das perguntas e no registo das respostas.
- Os critérios utilizados para avaliar as componentes da preparação para os surtos foram justos e eficazes.

CAPÍTULO 4

Resultados

4.1 Descrição do surto, gestão e resultados

O distrito de Tain registou um surto de meningite desde a semana epidemiológica 52 de 2015 até à semana 11 de 2016. O caso índice foi um homem de 12 anos de Brohani (uma comunidade densamente povoada no subdistrito de Nsawkaw) que se apresentou com um historial de dois dias de febre e dor de cabeça grave. Foi levado de urgência para o hospital quando o seu estado se complicou com uma convulsão. Estava inconsciente na altura da apresentação e morreu trinta minutos após a admissão. Foi efectuada uma punção lombar post mortem e o líquido cefalorraquidiano (LCR) enviado para análise confirmou a meningite bacteriana. Foram registados outros casos na comunidade e o limiar de alerta (3 casos/semana) foi atingido na semana epidemiológica 52 e o limiar epidémico (10 casos/semana) na semana 53 de 2015. O surto atingiu o seu pico na semana epidemiológica 1 de 2016 e alastrou a outras partes do distrito na semana 3 de 2016. Todas as regiões do país foram igualmente afectadas, com exceção da região Centro.

O PHEMC do distrito de Tain efectuou uma avaliação rápida e informou as partes interessadas. Foi declarado o estado de emergência e a Equipa de Resposta Rápida (ERR) foi activada para implementar medidas destinadas a controlar e concluir a epidemia. Foram mobilizados medicamentos e outros consumíveis dos armazéns médicos regionais e nacionais para aumentar as reservas do hospital distrital. O pessoal de saúde recebeu formação e foram-lhe atribuídas funções específicas: Os CHO, os CBSV e os FT estavam envolvidos na vigilância ativa, enquanto o pessoal clínico (por exemplo, médicos, enfermeiros, pessoal de laboratório, etc.) se ocupava da gestão das pessoas afectadas.

Foram criadas linhas de contacto de emergência para facilitar a comunicação com as instalações do subdistrito. Foram divulgadas cópias da definição padrão de casos para harmonizar e melhorar o diagnóstico de casos. Foram feitos acordos com o sindicato de transportes local para transportar os casos encaminhados para o hospital a expensas da Assembleia Distrital. Foi efectuada uma punção lombar em todos os casos indicados e as amostras de LCR foram enviadas para o Laboratório Regional de Referência para análise. Os resultados preliminares foram recebidos no prazo de 48 horas e apenas os doentes muito doentes foram admitidos, mas todos os casos foram tratados com antibióticos durante um mínimo de cinco dias.

A educação sanitária foi levada a cabo em igrejas, mesquitas, instalações de saúde, escolas, centros de informação, na estação de rádio local e noutras reuniões sociais para sensibilizar os habitantes. O responsável pela comunicação organizou reuniões regulares com as partes interessadas, incluindo os meios de comunicação social, e foram enviadas diariamente listas de casos suspeitos para os serviços regionais e nacionais do Serviço de Saúde do Gana.

Foi registado um total de 145 casos, 65% dos quais correspondem à definição de caso padrão da OMS, mas o cumprimento do protocolo de gestão de casos foi de 100%. Foram rastreados 1538 contactos primários durante um mínimo de duas semanas. 46% (67) dos casos eram de Brohani, no subdistrito de Nsawkaw. Cerca de 56% (81) tinham idades compreendidas entre os 10 e os 24 anos e 51% (74) eram do sexo masculino. 70% (102) foram para o hospital nas 24 horas seguintes ao início dos sintomas e a duração média da estadia foi de 5 dias para os sobreviventes e de 2 dias para os não sobreviventes. Foram registados 15 óbitos (CFR-10,3%), nove dos quais com idades compreendidas entre os 10 e os 24 anos. Oito dos não sobreviventes eram do sexo masculino e 10 eram residentes em Brohani.

4.2 Avaliação do desempenho do distrito em matéria de preparação para epidemias

4.2.1 Disponibilidade e implementação do plano distrital de preparação para surtos de meningite

4.2.1.1 Disponibilidade do plano de preparação para surtos

Havia uma cópia actualizada e encadernada de um plano distrital de preparação para surtos.

4.2.1.2 Pessoal

O pessoal era inadequado em ambas as áreas da saúde pública e dos cuidados clínicos. Para que o sistema distrital de saúde pública fosse eficaz, eram necessários 7 FT, 56 CHO e 224 CBS V, mas apenas cerca de metade estava disponível nas respectivas categorias. Um défice médio de pessoal de quase 40% também existia em todos os departamentos de cuidados clínicos. Por exemplo, dos 94 enfermeiros necessários para prestar cuidados efectivos, apenas 50 estavam disponíveis. As diferenças foram compensadas pela partilha de tarefas com os familiares dos doentes, pela mudança de tarefas, bem como pelos horários de trabalho extraordinários adoptados pelo pessoal.

O hospital funcionava 24 horas por dia, dividido em três turnos. Havia uma média de três enfermeiros por turno que atendiam um mínimo de 35 pacientes internados (14 casos de meningite e 21 casos gerais). Para além de atender uma média de 200 pacientes externos (meningite e casos gerais), os dois médicos realizavam pelo menos três cirurgias por dia. Os quatro funcionários da farmácia (um farmacêutico e três técnicos) atendiam uma média de 235 pacientes em 24 horas. Havia três funcionários de laboratório que atendiam uma média de 150 doentes por dia. Antes do surto, o número médio diário de consultas externas era de 130 e de 12 consultas internas. Apenas 51% (63) dos 124 CBSVs estavam activos. Os restantes tinham-se perdido por migração, demissão e morte.

Quadro 4.2.1.2: Categoria de pessoal, lacunas (défice) e percentagem de formação

Categoria	Número disponível	Diferença (Défice)	Número de pessoas formadas	Percentagem Formados
Médico	2	2	2	100%
Médico assistente	2	2	2	100%
Enfermeira	50	44	42	84%
Técnico de laboratório	3	2	3	100%

Técnico de dispensário	3	3	2	67%
Farmacêutico	1	1	1	100%
Anestesista	1	2	1	100%
Técnico de campo (FT)	4	3	2	50%
Enfermeiro de Saúde Comunitária (CHO)	36	20	30	83%
Voluntários de serviços baseados na comunidade	63	161	0	0%

Fonte: Trabalho de campo do autor (2016)

4.2.1.3 Logística

A Direção Distrital de Saúde e o hospital dispunham apenas de um veículo de recolha. A ambulância tinha estado fora de circulação durante mais de um ano antes do surto. Havia 15 motociclos e seis bicicletas distribuídos pelas unidades de saúde do distrito. Havia também uma carrinha especial para assistência médica, mas que não estava a ser utilizada, em parte porque a Autoridade Nacional de Seguro de Saúde ainda não tinha acreditado a atividade.

Quadro 4.2.1.3: Categorias de transporte e lacunas (défice)

Categoria	Número disponível	Diferença (Défice)
Recolher	1	1
Ambulância	1	1
Motociclo	15	15
Bicicleta	6	150
Carrinha de apoio	1	0

Fonte: Trabalho de campo do autor (2016)

Foi feita uma estimativa exacta dos medicamentos e fornecimentos para 100 doentes, mas tal não se traduziu na disponibilidade das quantidades necessárias. Segundo os registos, antes do surto, estavam disponíveis nas lojas quantidades inferiores às previstas.

Os frascos de amostras de LCR e o teste de diagnóstico rápido para a meningite (Pastorex) não estavam disponíveis. O hospital improvisou frascos vazios de antibióticos esterilizados para o efeito. Havia 100 agulhas de punção lombar (PL) e materiais de coloração de Gram para 75 testes preliminares.

Havia 200 frascos de ceftriaxona (frasco de 1 grama), 800 frascos de ampicilina (frasco de 500 mg) e 82 frascos de cefuroxima (frasco de 750 mg). Estavam disponíveis fluidos intravenosos (dextrose, solução salina normal, lactato de ringers e solução salina normal) e corticosteróides (dexametasona).

O prazo para a aquisição de medicamentos e fornecimentos era de 10 dias.

4.2.1.4 Coordenação

O plano de preparação para epidemias delineou as medidas a serem instituídas em antecipação de uma epidemia e também definiu os papéis das partes interessadas. Havia um PHEMC no Distrito e os seus membros eram um representante da Assembleia Distrital, um médico, um responsável pelo controlo de doenças, uma enfermeira de saúde pública, um responsável pelo ambiente, um responsável pela promoção da saúde, um farmacêutico, um técnico de laboratório, um comandante da polícia distrital, representantes de entidades religiosas e do conselho tradicional.

O comité reuniu-se três vezes após a sua inauguração em 2014 e a última reunião foi em março de 2015. O calendário das reuniões era trimestral e o local era o gabinete do Diretor Distrital dos Serviços de Saúde. Apenas a primeira reunião registou 100% de participação, tendo a segunda e a terceira registado 60% e 70%, respetivamente. Apenas representantes do sector da saúde participaram em todas as reuniões. As principais questões discutidas incluíram o saneamento, a saúde infantil e materna e a preparação para epidemias.

Foram organizadas três reuniões durante o surto e outra no final do período. Foram discutidas a mobilização de recursos e a comunicação dos riscos.

Existia uma equipa de intervenção rápida funcional, que incluía um médico, um responsável pelo controlo das doenças, um técnico de laboratório, um farmacêutico e um responsável pela promoção da saúde. A RRT, chefiada pelo médico, organizou um exercício de emergência sobre a gestão de vítimas em massa três meses antes do surto. Não foram tomadas medidas para a vacinação em massa.

4.2.1.5 Comunicação dos riscos

Tanto o pessoal clínico como o pessoal de saúde pública receberam formação sobre a comunicação dos riscos da meningite. Foi designada uma pessoa focal como porta-voz oficial dos media e do público em geral. As mensagens de comunicação de risco foram elaboradas em Akan e em inglês, mas a população local não foi envolvida. Foram realizadas actividades de promoção da saúde na rádio local, nas unidades ambulatórias, nas igrejas, nos mercados, nas reuniões sociais, nas escolas, etc.

As unidades de saúde do distrito organizaram acções de sensibilização da comunidade em conformidade com o protocolo de comunicação de riscos e apresentaram relatórios semanais. O conteúdo da comunicação incluiu sinais e sintomas de meningite, factores de risco, prevenção e gestão. Foram realizadas 10 sessões de informação aos meios de comunicação social, 79 sessões de educação em ambulatório e 13 durbars.

4.2.1.6 Vigilância

A formação em vigilância da meningite foi organizada pela Equipa Distrital de Gestão da Saúde (DHMT) em junho de 2016. Um dos dois FT e 83% dos CHO participaram. Não foi dada formação a nenhum CBSV porque os fundos eram insuficientes.

Foram distribuídas cópias da definição padrão de casos a todos os estabelecimentos, incluindo clínicas privadas, e os funcionários conseguiram aplicá-las corretamente. Foram também disponibilizados formulários baseados em casos e livros de registo de boatos, que foram corretamente preenchidos. Foram atribuídos fundos para a vigilância ativa e a transferência de amostras para laboratórios de referência para investigação.

Os casos suspeitos foram encaminhados para o Hospital Distrital para punção lombar. As amostras de LCR foram recolhidas e enviadas diariamente para o laboratório de referência. A informação sobre os resultados da investigação laboratorial preliminar (teste de diagnóstico rápido Pastorex) foi enviada para o distrito no prazo de 48 horas e comunicada ao CHO que trabalha na comunidade afetada para novas acções de saúde pública. Os dados de vigilância foram analisados e utilizados na tomada de decisões.

85 dos 145 casos foram indicados e foram submetidos a punção lombar, mas apenas cinco foram submetidos a coloração de Gram no laboratório do hospital. 23 das amostras enviadas para o laboratório de referência deram positivo para meningite, sendo aproximadamente 78% pneumocócicas *(Streptococcus pneumoniae)* e as restantes meningocócicas *(Neisseria meningitides).*

4.2.1.7 Gestão de casos

O Hospital Distrital é um centro de saúde melhorado e tem apenas 23 camas. Foram colocadas 10 camas adicionais nos corredores e na ala de emergência para ajudar a gerir os doentes com meningite. O pessoal clínico recebeu formação sobre os cuidados a prestar aos doentes durante o surto e todos os departamentos registaram uma participação de 100%, exceto o dispensário e as unidades de enfermagem, que contaram com a participação de dois em cada três e 42 em cada 50 funcionários, respetivamente.

O laboratório era pequeno e tinha poucos recursos. Era mal ventilado devido à sua localização e as amostras eram processadas no exterior. O protocolo para a coloração de Gram estava disponível e pendurado para referência. Apenas cinco das 85 amostras foram submetidas à coloração de Gram devido à falta de pessoal. Os protocolos de gestão de casos estavam disponíveis e expostos abertamente nas áreas de trabalho.

Quadro 4.2.1: Resumo das conclusões e interpretação

TEMÁTICA ÁREA	CRITÉRIOS	CONCLUSÕES DO ESTUDO	OBSERVAÇÕES
Pessoal	- Disponibilidade dos números necessários nas categorias	- Diferença média de pessoal de 40% em todas	Preparação

	especificadas (sem défice de pessoal)	as categorias.	inadequada.
Logística	- Meios de transporte disponíveis e sem lacunas em relação ao número necessário (pelo menos as categorias de veículos de recolha e de motociclos) - Disponibilidade de frascos de LCR, agulhas para punção, suportes de amostras, material para coloração de Gram/Pastorex, antibióticos (ceftriaxona ou ampicilina ou cefotaxima)	• Lacunas em todas as categorias de transporte. • A logística clínica estava disponível.	Preparação adequada.
Logística	- Disponibilidade de fundos para resposta a emergências.	- Foram disponibilizados fundos para a resposta de emergência.	
Coordenação	• Composição completa dos membros do PHEMC • Cumprimento do calendário de reuniões. • Preparação e apresentação do orçamento à Assembleia Distrital.	• Membro efetivo do PHEMC. • O calendário das reuniões trimestrais do PHEMC não foi cumprido. • Orçamento apresentado à Assembleia.	Preparação inadequada
Coordenação	• Financiamento de pelo menos 80% do orçamento • Disposições relativas à vacinação em massa	• 60% do orçamento financiado. • Não foram tomadas medidas para a vacinação contra a meningite.	
Comunicação dos riscos	• Disponibilidade de um plano de comunicação dos riscos	• O plano estava disponível.	Preparação adequada.

	• Participação da população local • Designação de uma pessoa de contacto para a comunicação com os meios de comunicação social	• Não há participação da população local. • Pessoa de contacto designada para a comunicação.	
Comunicação dos riscos	- Formação do pessoal em matéria de educação do público.	- Pessoal formado em educação pública.	
Vigilância	• Disponibilidade de cópias da definição de casos, formulários baseados em casos, diários de bordo de rumores. • Formação de pelo menos 60% do pessoal de vigilância - Disponibilidade de fundos para a vigilância ativa	• Cópias da definição de casos, do formulário baseado em casos e dos diários de bordo de boatos disponíveis. • 31% do pessoal de saúde pública recebeu formação. • Financiamento disponível para a vigilância ativa.	Preparação adequada
Gestão de casos	• Disponibilidade de cópias de definição de casos e protocolos clínicos. • Formação de pelo menos 60% do pessoal clínico na utilização da definição de casos e protocolos. • Disponibilidade de fundos para a resposta de emergência.	• Definições de casos e protocolos disponíveis. • 85% do pessoal clínico recebeu formação. • Financiamento disponível para a resposta de emergência.	Preparação adequada.

Fonte: Trabalho de campo do autor (2016)

4.2.2 Envolvimento da Assembleia Distrital na preparação para o surto

O representante da Assembleia Distrital participou numa das três reuniões do PHEMC organizadas antes do surto. O representante não conhecia o calendário das reuniões. Admitiu ter sido informado por carta ou telefonema com, pelo menos, 24 horas de antecedência, mas não pôde honrar todos os convites devido ao horário apertado. No entanto, pediu informações ao Diretor Distrital dos Serviços de Saúde que, na sua ausência, assumiu a presidência do comité. As informações recebidas foram assim transmitidas ao Chefe do Executivo Distrital para que fossem tomadas medidas.

O PHEMC apresentou um orçamento com a seguinte repartição: 60% para medicamentos e consumíveis, 15% para vigilância, 10% para comunicação de risco e atualização, respetivamente, e 5% para coordenação. Contudo, apenas 10% foi aprovado e financiado pela Assembleia Distrital. O défice foi reduzido pelo apoio do Governo Central, sob a forma de medicamentos e fornecimentos, e pela dependência de fundos gerados internamente nas instalações. No total, 60% do orçamento foi cumprido.

4.2.3 Efeito da preparação no resultado do surto

Foram registados 145 casos e 15 mortes com uma CFR de 10,3%.

Os três inquiridos foram unânimes em considerar que o número de casos e de mortes, bem como a duração do surto, poderiam ter sido reduzidos se a preparação fosse óptima. No entanto, as opiniões dividiram-se quanto à possibilidade de evitar o surto: enquanto dois dos inquiridos acreditavam que a melhoria das condições de vida no que respeita à habitação poderia tê-lo evitado totalmente, um era da opinião de que se tratava de um fenómeno natural provocado pelas alterações climáticas.

CAPÍTULO 5

Discussões

5.1 Disponibilidade e implementação do plano distrital de preparação para surtos de meningite

5.1.1 Disponibilidade do plano de preparação para surtos

A disponibilidade de um plano de preparação para epidemias indica a prontidão do PHEMC para lidar e conter emergências de saúde pública iminentes (Shrivastava et al., 2015). O documento foi revisto após a conclusão do surto de cólera em 2014 para incorporar o papel da Organização Nacional de Gestão de Catástrofes (Direção Distrital de Saúde de Tain, 2015).

5.1.2Vigilância

A meningite é um caso sazonal (Direção Distrital de Saúde de Tain, 2015) e todas as instalações tinham cópias das definições de casos expostas. Embora apenas 31% do pessoal tenha recebido formação formal seis meses antes do surto, a adesão à IDSR e à deteção de casos foi elevada. A observação é tangencial ao estudo de Abubakar et al (2010) na Nigéria, que sugere que uma vigilância eficaz exige a formação de pelo menos 60% do pessoal em IDSR.

A comunicação dos riscos chegou à maioria da população, o que aumentou a deteção de casos, uma vez que os doentes se dirigiam voluntariamente às unidades de saúde quando se sentiam mal. Este facto está em consonância com as observações de Matua et al (2015).

O sistema de vigilância era muito sensível e seleccionava falsos positivos (39%), embora as definições de casos estivessem em conformidade com as normas IDSR. Este facto contraria as observações de Apanga et al. (2016) no distrito de Talensi, no Gana, onde o sistema de vigilância foi classificado como tendo baixa sensibilidade (33% de falsos negativos). Embora a sensibilidade do sistema de vigilância possa ter inchado a lista de linhas, melhorou a deteção de casos e contribuiu para a CFR relativamente baixa face a uma preparação inadequada. A atribuição de financiamento para a vigilância ativa também assegurou a deteção precoce e a gestão dos casos.

5.1.3 Gestão de casos

O Hospital Distrital é um centro de saúde modernizado com poucas camas. O espaço interno foi totalmente utilizado para acomodar departamentos que mereciam uma instalação de referência distrital. O hospital mais próximo fica no distrito de Wenchi, a cerca de 30 quilómetros da capital do distrito, e os pacientes estavam relutantes em ser transferidos por "falta de camas". O congestionamento resultante teve implicações para a segurança dos doentes e para a qualidade dos cuidados de saúde, tal como constatado num estudo de Facchini (2016). No seu estudo, Facchini observou que o congestionamento nas unidades de saúde aumenta em 21% a probabilidade de o doente sofrer uma intervenção médica "desnecessária".

O surto deveu-se principalmente ao *Streptococcus pneumoniae* (78% das amostras testadas com o teste de diagnóstico rápido Pastorex), uma estirpe que raramente causa epidemias e não tinham sido desenvolvidos protocolos de gestão de casos. O PHEMC reagiu rapidamente, elaborando directrizes que foram também adoptadas por muitos outros distritos afectados.

O elevado número de casos registados exigiu o tratamento ambulatório dos casos ambulantes, sendo que apenas os muito doentes foram admitidos para cuidados hospitalares. Embora isto esteja de acordo com o protocolo (Societies, nd), houve um aumento do risco de mortalidade, uma vez que os casos classificados para tratamento ambulatório podiam deteriorar-se em casa e não regressar para internamento. Apesar de ter sido criado espaço nos corredores para acomodar dez camas adicionais, poderiam ter sido acrescentadas mais se o PHEMC tivesse tomado medidas adicionais para utilizar o centro de formação em serviço e outras estruturas disponíveis nas imediações do hospital, tal como recomendado pelas directrizes (Societies, nd). O pessoal adicional necessário para ocupar as enfermarias assim criadas poderia ser mobilizado a partir do sub-distrito, mas dever-se-ia ter o cuidado de não esgotar os recursos humanos destas instalações.

O laboratório era pequeno, com recursos humanos inadequados, mas tinha em stock os materiais necessários para a investigação básica da meningite, como a coloração de Gram. A carga de trabalho era elevada, com o pessoal a processar diariamente uma média de 150 pedidos, desde hematologia a microbiologia, o que tem implicações óbvias na qualidade do trabalho (Facchini, 2016). Das 85 amostras de LCR colhidas, apenas cinco foram submetidas a coloração de Gram antes da transferência da amostra para o laboratório regional de referência, o que é contrário ao protocolo (Societies, nd). Os quatro centros de saúde do distrito dispunham de laboratórios e o desenvolvimento de capacidades poderia ter equipado o pessoal para prestar apoio aos seus homólogos no Hospital Distrital.

5.1.4 Logística

A preparação adequada no que diz respeito a medicamentos e outros consumíveis médicos foi feita pelo Distrito em conformidade com as directrizes da OMS, exceto que as existências físicas disponíveis eram inadequadas. Isto contraria as conclusões do estudo de Abubakar et al (2010) na Nigéria, que revelou que os LGAs não fazem uma preparação adequada para o stock de emergência de medicamentos e consumíveis antes das epidemias. A maioria das empresas farmacêuticas tinha deixado de fazer negócios com o hospital devido ao endividamento deste último. Mais de 90% dos fundos gerados internamente pelo hospital provinham do Sistema Nacional de Seguro de Saúde (SNS) e o pagamento irregular dos serviços prestados reduziu o seu poder de compra.

Não estavam disponíveis materiais de diagnóstico normalizados e foram utilizados frascos de antibiótico vazios esterilizados para recolher amostras de LCR para análise no laboratório de referência. Apenas duas das 85 amostras apresentaram crescimento bacteriano. A amostra colocada num frasco de antibiótico vazio imita o LCR retirado dos doentes após a administração de antibióticos e leva à perda de viabilidade do agente etiológico. Outra razão possível para o fenómeno foi o abuso de antibióticos por parte dos doentes antes de se apresentarem no hospital (Centre for Disease Control and Prevention, nd). No entanto, os médicos não tiveram de esperar pelos resultados laboratoriais antes de iniciarem o tratamento, pelo que foram evitados atrasos. A ressalva foi a possibilidade de não terem sido detectadas outras estirpes que poderiam ter contribuído para a epidemia, especialmente entre os não sobreviventes.

O transporte desempenha um papel vital na gestão dos surtos de doenças. O distrito dispunha apenas de um veículo de recolha com o duplo objetivo de ser uma ambulância e um meio de transporte de amostras e outra logística. O PHEMC fez acordos com camiões e veículos que percorriam áreas de difícil acesso para transportar pacientes para reembolso de combustível, mas os casos referidos demoravam mais de 12 horas a chegar ao distrito e esses pacientes chegavam frequentemente inconscientes. Os atrasos na procura de cuidados, especialmente os relacionados com o transporte, contribuem significativamente para a mortalidade (Ekwochi et al., 2015). Idealmente, os doentes devem poder aceder ao Hospital Distrital no prazo de 2 horas após a viagem (Munjanja et al., 2012). As comunidades com estradas em mau estado são frequentemente evitadas pelos veículos comerciais, exceto os camiões pesados que transportam mercadorias e géneros alimentícios para os centros de mercado. Os condutores mostram-se muitas vezes relutantes devido às burocracias associadas ao reembolso do combustível e, se estas tivessem sido simplificadas, o acesso aos cuidados de saúde teria melhorado tremendamente.

Nos locais onde as estradas não permitiam a circulação de veículos, as motas e as bicicletas foram úteis para aceder a zonas de difícil acesso, mas também eram inadequadas. Os défices foram atenuados pelo apoio do pessoal e dos voluntários com os seus meios privados. Este gesto é o culminar do trabalho de equipa e da cooperação que existiu entre as partes interessadas e merece ser louvado.

5.1.5 Pessoal

A operacionalização de um plano de preparação para epidemias depende em parte da disponibilidade de pessoal adequado e empenhado (Scott et al., 2016). De um modo geral, existia um défice de pessoal de cerca de 40% em todas as categorias. A rotação diária de doentes aumentou 54% e 192%, respetivamente, em ambulatório e em internamento. No entanto, este aumento não foi acompanhado por um aumento correspondente do pessoal clínico. Um rácio baixo entre profissionais de saúde e doentes melhora a qualidade dos cuidados (Weiner, 2014) e os cuidados a doentes com meningite, especialmente os inconscientes, requerem uma enfermagem rigorosa e dedicada. O envolvimento dos familiares dos doentes no tratamento dos seus doentes era, de facto, louvável, mas contraria os direitos dos doentes (Serviço de Saúde do Gana, 2015). Mais uma vez, não exonerou o PHEMC e a direção do hospital da batalha legal que poderia ter surgido se um doente tivesse sido vítima de negligência.

O défice de pessoal de saúde pública foi resolvido através da transferência de tarefas, especialmente na vigilância de doenças. A rede de CBSV no distrito é particularmente notável, mas a falta de incentivos e de reconhecimento por parte dos membros da comunidade ameaça a sua viabilidade (Apanga et al., 2016). Todos os CHOs trabalharam em estreita colaboração com os voluntários da comunidade e, embora estes últimos não tenham recebido formação formal antes do surto, a orientação no trabalho dotou-os de conhecimentos adequados para suspeitar e notificar casos para posterior gestão. Algum pessoal não técnico foi também orientado para efetuar a vigilância da saúde pública e aderiu estritamente à IDSR. Isto é contrário às conclusões de Yayi et al (2015) no Uganda, que sugere que o pessoal não técnico formado para efetuar a vigilância da saúde pública tem uma fraca adesão aos RSDI.

As lacunas de pessoal deveram-se principalmente à recusa dos profissionais de saúde em aceitar colocações no distrito devido à falta de incentivos e à perceção da ausência de oportunidades de formação profissional adicional (Borracci et al., 2015). A Assembleia Distrital instituiu incentivos para os profissionais de saúde em 2008, mas esta medida foi prejudicada pelo fluxo irregular de fundos e pelo número crescente de funcionários que precisavam de ser motivados.

Anualmente, em média, oito funcionários partem para prosseguir os estudos e um número equivalente é destacado para os substituir. Esta situação não só cria uma estagnação dos recursos humanos, mas também um enorme défice de competências, uma vez que a maioria dos recém-colocados acaba de sair da escola e não tem experiência de trabalho.

5.1.6 Coordenação

A composição do PHEMC estava completa e de acordo com as directrizes (Sociedades nd), exceto que o sector privado não estava envolvido. Havia mais de três ONGs de saúde e dois estabelecimentos privados localizados no distrito, mas não estavam representados. Esta observação está em sintonia com as conclusões do estudo de Abubakar et al (2010) em Kaduna, Nigéria, que revelou que, embora os hospitais e clínicas privados constituíssem 41%, nenhum membro estava incluído no PHEMC.

Os membros da RRT eram funcionários da Direção Distrital de Saúde e do hospital. A colaboração efectiva entre os membros é parcialmente atribuível à duplicação do Diretor Distrital dos Serviços de Saúde (DDHS) como Superintendente Médico. O duplo papel do DDHS eliminou a autonomia e as burocracias que teriam surgido se o hospital tivesse uma direção separada (Khan et al., 2014). A experiência acumulada pela equipa na gestão das MCS sazonais reforçou a sua capacidade de lidar com o surto. Esta conclusão corrobora a observação de Yayi et al (2015) de que as zonas propensas a epidemias têm melhores estruturas de gestão de epidemias do que as suas congéneres em regiões não propensas a epidemias.

A RRT também colaborou com o Comité Distrital de Segurança (DISEC) na procura ativa de casos nas comunidades. Esta abordagem foi necessária devido à relutância dos pacientes em se apresentarem no hospital porque os habitantes atribuíam a epidemia a uma maldição dos antepassados (Codjoe et al., 2014).

5.1.7 Comunicação dos riscos

O plano de comunicação de risco era abrangente e incluía um calendário para a educação pública. A promoção da saúde foi efectuada em igrejas, unidades ambulatórias, mercados, centros de informação e na estação de rádio local. Esta última chega a mais de 90% das comunidades do distrito e atribuiu um tempo de antena diário ao PHEMC para efetuar a educação do público e desfazer os mitos associados à doença. A designação de uma pessoa focal é particularmente louvável, uma vez que assegurou a uniformidade da informação transmitida ao público.

A diversidade limitada da língua utilizada na comunicação de risco teve um impacto negativo na penetração das mensagens de promoção da saúde. O distrito de Tain tem mais de 123 comunidades (Direção de Saúde do Distrito de Tain, 2015) e mais de 10 dialectos, mas a comunicação foi realizada apenas em Akan e Inglês. A participação de membros activos e respeitados da comunidade poderia resolver alguns dos estrangulamentos socioculturais da comunicação (Societies, nd), mas tal não foi observado devido aos recursos limitados para formar os membros da comunidade.

50% das mortes ocorreram na fase inicial do surto (semanas epidemiológicas 52 e 53), em parte porque a comunicação de risco não tinha penetrado em todo o distrito. A evidência de ressonância das mensagens de promoção da saúde nas comunidades foi observada do meio para o fim do surto e caracterizou-se por uma elevada rotação de doentes devido ao facto de não se sentirem bem (a maioria dos quais acabou por não ser meningite). A mortalidade durante este período foi relativamente baixa porque os doentes notificaram mais cedo do que no início do surto.

46% dos casos vieram de Brohani. Em média, cinco pessoas ocupam um quarto de quatro metros quadrados com uma janela que está fechada durante a maior parte do dia. Além disso, a partilha de copos, chaleiras de plástico (conhecidas como "buta") e outros artigos pessoais serviram de veículos para a propagação da doença. A elevada densidade populacional e as más práticas de higiene alimentam os surtos de doenças (Khan et al., 2014). Este grupo de alto risco deve ser alvo de comunicação para a mudança de comportamentos e de vigilância da saúde pública, mas é preciso ter cuidado para evitar a estigmatização.

5.2 Envolvimento da Assembleia Distrital na preparação para surtos

O representante da DCE participou numa das três reuniões organizadas antes do surto, o que fica aquém dos 70% de participação esperados nas reuniões do PHEMC. Apenas 60% do orçamento foi cumprido, ao contrário dos 80% esperados. A apatia na libertação de recursos pode ser atribuída à falta de compreensão das partes interessadas sobre as nuances da gestão dos surtos, o que também foi observado por Khan et al. (2014) no Paquistão.

Um PHEMC funcional reúne-se regularmente (por exemplo, mensalmente) para analisar as tendências das doenças, o nível de preparação, bem como para organizar simulações na ausência de epidemias (Abubakar et al., 2010), mas os resultados de Tain indicaram o contrário. O calendário era trimestral, mas a última reunião foi realizada oito meses antes do surto. A ausência de subsídio de transporte, especialmente para os membros que viviam fora da capital do distrito, juntamente com horários de trabalho apertados, frustrou os esforços feitos para se reunirem regularmente. Isto está de acordo com as conclusões de Apanga et al. (2016) no distrito de Talensi, no Gana. Nesse estudo, os investigadores observaram que os Voluntários de Vigilância de Base Comunitária (CBSV) estavam menos entusiasmados no desempenho das suas funções devido à falta de incentivos.

Uma outra razão para a fraca adesão aos horários das reuniões do PHEMC e para a sua participação foi a presença irregular do presidente (DCE ou representante). A natureza multidisciplinar do comité exige a presença do DCE, que é o 'comandante-em-chefe' e detém a chave de todos os recursos do distrito. Por exemplo, o défice nas necessidades de transporte poderia ter sido resolvido com a mobilização de outros departamentos, uma vez que a direção da saúde não o podia fazer diretamente devido a procedimentos burocráticos frustrantes (Khan et al., 2014).

5.3 Efeito da preparação no resultado do surto

Os três inquiridos concordaram que uma preparação abrangente para epidemias pode reduzir a morbilidade e a mortalidade associadas ao surto de meningite (Ajayi et al., 2013; Scott et al., 2016; Matua et al., 2015). Embora as alterações climáticas afectem a tendência dos surtos de doenças (Codjoe et al., 2014), a perceção de um membro-chave do PHEMC de que não pode ser evitada exige uma educação sanitária muito intensa das partes interessadas e do público em geral.

O CFR de 10,3% é consistente com uma preparação abrangente, embora o desempenho do Distrito tenha sido classificado como inadequado. Isto implica que os atributos da preparação para epidemias não têm 'pesos' iguais. O enorme desafio de saúde pública colocado pelos surtos de doenças com recursos escassos (Yayi et al, 2015) exige uma gestão prudente dos recursos de saúde e as LGAs devem avaliar criticamente as suas fraquezas e canalizar os recursos de modo a maximizar os resultados.

CAPÍTULO 6

Conclusões e recomendações

6.1 Conclusões

6.1.1 Disponibilidade e implementação do plano distrital de preparação para surtos de meningite

O distrito de Tain preparou-se adequadamente nos domínios da vigilância, da gestão de casos, da logística e da comunicação dos riscos, mas falhou no que respeita ao pessoal e à coordenação. Embora a preparação para o surto tenha sido considerada inadequada, a resposta foi apropriada e adequada. Uma das principais razões para a preparação inadequada foi a participação errática do DCE ou do seu representante nas reuniões do PHEMC, facto que deve ser abordado no futuro. A coesão entre os membros do PHEMC e o altruísmo dos trabalhadores da saúde permitiram ao Distrito ultrapassar os desafios da insuficiência de pessoal profissional através da mudança de tarefas e de horários de horas extraordinárias. Este gesto merece ser louvado e é digno de ser imitado por outras LGAs.

6.1.2 Envolvimento da Assembleia Distrital na preparação para surtos

A Assembleia Distrital não conseguiu cumprir nenhum dos indicadores de preparação para surtos no que diz respeito à colaboração e, portanto, foi classificada como fraca. A presença irregular do DCE ou do seu representante, juntamente com as finanças fracas da Assembleia Distrital, foi a principal razão para esta classificação.

6.1.3 Efeito da preparação no resultado do surto

Embora a preparação para o surto tenha sido inadequada, a CFR de 10,3% foi compatível com uma preparação abrangente, o que reforça a observação de Mwambi et al (2016) de que uma preparação deficiente para o surto pode não resultar necessariamente numa CFR elevada, desde que a resposta seja boa e atempada.

Os dados do distrito de Tain podem refletir o desempenho de outros distritos, especialmente os que se encontram nas proximidades, onde os surtos (de meningite) parecem ser anuais, mas a situação pode mudar à medida que se transita para áreas menos sensibilizadas. Os resultados devem estimular a amostragem de distritos em todas as regiões do país para a avaliação da preparação para epidemias, a fim de resolver os estrangulamentos.

6.2 Recomendações

1. Uma relação cordial entre os membros do PHEMC melhora a coordenação durante os surtos (Rosewell et al., 2013) e isto pode ser conseguido através de reuniões regulares. No futuro, o Ministério do Governo Local (MLG) deve fazer da preparação para surtos um critério de avaliação das LGAs e as reuniões do PHEMC devem ser organizadas pelas Assembleias Distritais e presididas pelo DCE.

2. Verificou-se um défice médio de pessoal de 40%, especialmente na unidade de cuidados clínicos, e o PHEMC geriu-o através da partilha de tarefas com familiares, bem como através de horas extraordinárias dos funcionários. O baixo rácio enfermeiro/doente melhora a qualidade dos cuidados (Facchini, 2016). O Serviço de Saúde do Gana (GHS) e o Ministério da Saúde (MOH) devem fazer cumprir as normas de contratação de pessoal e garantir que os recrutamentos são efectuados a nível distrital, a fim de assegurar a retenção do pessoal recentemente contratado.

3. O transporte era um grande problema, embora os funcionários se apoiassem nos seus próprios meios. Os outros departamentos descentralizados tinham veículos e motociclos mas os procedimentos burocráticos traiçoeiros impediam a sua libertação. A Assembleia Distrital deve criar um grupo de transporte comum, utilizando os veículos de todas as agências, de modo a resolver os problemas de transporte que caracterizaram o surto. O Ministério da Saúde e a Assembleia Distrital devem disponibilizar aos funcionários uma facilidade de aluguer de motos e bicicletas, pois isso não só servirá de incentivo como também apoiará o grupo de transportes durante os surtos.

4. O Ministério da Saúde/Serviço Nacional de Saúde deve acelerar a conclusão do hospital distrital padrão para aliviar o congestionamento e melhorar a qualidade dos cuidados.

5. O hospital efectuou estimativas adequadas para o material médico, mas as existências físicas eram insuficientes porque os fornecedores não tinham satisfeito o seu pedido devido ao endividamento do primeiro. Os controlos revelaram que mais de 90% dos clientes do hospital eram portadores do cartão do seguro nacional de saúde e que o regime estava fortemente endividado para com as instalações. O Ministério das Finanças deveria "autonomizar" a taxa do Seguro Nacional de Saúde, a fim de disponibilizar fundos para liquidar o endividamento dos estabelecimentos.

6. O desempenho do distrito de Tain em termos de preparação para surtos pode não refletir necessariamente o de outras LGAs e o MLG deve colaborar com o Ministério da Saúde na realização de uma avaliação completa, a fim de colmatar as lacunas.

REFERÊNCIAS

- ABUBAKAR, A.A., IDRIS, S.H., SABITU, A., SHEHU, A.U. e SAMBO, M.N. (2010) Emergency Preparedness and Capability to Identify Outbreaks: Um Estudo de Caso da Área do Governo Local de Sabon Gari, Estado de Kaduna. *Annals of Nigerian Medicine,* 4(1), pp 21-27.

- AJAYI, A.N., NWIGWE, C.G., AZUOGU, B.N., ONYIRE, B.N., NWONWU, E.N., OGBONNAYA, L.U., ONWE, F.I., EKAETE, T., GUNTHER, S., e UKWAJA, K.N. (2013) *Containing a Lassa fever Epidemic in a Resource-Limited Setting: Outbreak Description and Lessons Learned from Abakaliki, Nigeria (January- March, 2012)* [Internet]. Disponível em: https://www.elsevier.com/locate/ijid [Consultado em 20/07/17]

- ALHUSSEIN, S.A.M., HASSAN, D.M.A., BASHAB, H.M., e MOHAMMEDNOUR, S.A. (2015) *Public Health Emergency: Review on Cholera Preparedness and Response in Sudan* [Internet]. Disponível em: https://www.transaid.org [Acedido em 20/07/17].

- APANGA, P.A. e AWOONOR-WILLIAMS, J.K. (2016) Uma Avaliação da Vigilância da Meningite no Norte do Gana. *Revista Internacional de Doenças Tropicais e Saúde,* 12(2), pp. 1-10.

- BORRACCI, R.A., ARRIBALZAGA, E.B., COUTO, J.L., DVORKIN, M., AHUAD, G.R.A., FERNANDEZ, C., FERRIRA, L.N., e CEREZO, L. (2015) *Factors Affecting Willingness to Practice Medicine in Underserved Areas: Uma pesquisa com estudantes de medicina argentinos* [Internet]. Disponível em: https://www.rrh.org.au. [Avaliado em 20/07/17].

- BORROW, R., LEE, J.S., VAZQUEZ, J.A., ENWERE, G., TAHA, M.K., KAMIYA, H., KIM, H.M. e JO, D.S. (2016) *Meningococcal Disease in the Asia-Pacific Region: Findings and Recommendations from the Global Meningococcal Initiative* [Internet]. Disponível em: https://www.elsevier.com/locate/vaccine [Consultado em 20/07/17].

- CENTRO DE CONTROLO E PREVENÇÃO DE DOENÇAS (N.D) *Colheita e transporte de espécimes* [Internet]. Disponível em: https://www.cdc.gov/meningitis/lab-manual/chpt05-collecttransport- specimen.html [Consultado em 20/07/17].

• CODJOE, S.N.A. and NABIE, V.A. (2014) *Climate Change and Cerebrospinal Meningitis in the Ghanaian Meningitis Belt* [Internet]. Disponível em:https//www.mdpi.com/journal/ijerph. [Consultado em 20/07/17].

• EKWOCHI, U., NDU, I.K., OSUORAH, C.D.I., ONAH, K.S., OBUOHA, E., ODETUNDE, O.I., NWOKOYE, I., OBUMNEME-AYIM, N.I., OKEKE, I.B. e AMADI, O.F. (2015) Atrasos na prestação de cuidados de saúde a recém-nascidos doentes em Emegu, Sudeste da Nigéria: uma análise das causas e efeitos. *Jornal de Saúde Pública,* 38(2), pp 171-177.

• FACCHINI, G. (2016) *Congestionamento na maternidade: mantenha a calma e chame o cirurgião* [Internet]. Disponível em:https://www.editorialexpress.com [Consultado em 20/07/17].

• GHANA HEALTH SERVICE (2011) *Integrated Disease Surveillance and Response* [Internet]. Disponível em: https:// www.moh.gov.gh>uploads>2016/02 [Consultado em 2/09/16].

• GHANA HEALTH SERVICE (2015) *Patients' Charter* [Internet]. Disponível em: https://www.ghanahealthservice.org/ghs-subcategory.php [Consultado em 20/07/17].

• AGÊNCIA NOTICIOSA DO GANA (2012). Nova vacina contra a CSM será introduzida nas três regiões do norte do Gana. *News Ghana,* 24th Aug. recuperado de: https://www.ghananewsagency.org/health/new-csm-vaccine-to-be-introduced- in-the-three-regions-of-northern-ghana-48184

• GHANA NEWS AGENCY (2016). O número de mortos por meningite no Gana sobe para 93, *News Ghana,* 16th Feb. retrieved from: https://www.newsghana.com.gh/memingitis-death-toll-in -ghana-rises-to-93/

• HITCHCOCK, P., CHAMBERLAIN, A., VAN WAGONER, M., INGLESBY, T.V., e O'TOOLE T. (2007) Challenges to Global Surveillance and Response to Infectious Disease Outbreaks of

International Importance. *Biosecurity and Bioterrorism,* 5(3), pp 206-227.

- JOHNS HOPKINS AND THE INTERNATIONAL FEDERATION OF RED CROSS AND RED CRESCENT SOCIETIES, (N.D) *Control of communicable diseases:Public Health Guide* [Internet]. Disponível em: https: www.rcrc-resilience-southeastasia.org[Consultado em 2/10/16].

- KHAN, I.A. e ABBAS, F. (2014) *Gestão do surto de dengue em Lahore, Paquistão: Efficacy of Government's Response and Lessons for the Future* [Internet]. Disponível em: https://www.jhm.sagepub.com [Consultado em 20/07/17].

- MATUA, G.A., VAN DER WAL, D.M., e LOCSIN, R.C. (2015) Ebola Haemorrhagic Fever Outbreak: Estratégias de Gestão, Contenção e Controlo Eficaz da Epidemia. *Revista Brasileira de Doenças Infecciosas,* 19(3), pp 308-313.

- MUNJANJA, S. P., MAGURE, T., and KANDAWASVIKA, G. (2012) *Acesso geográfico, transporte e sistema de referência* [Internet]. Disponível em: https://www.elsevier.com/locate/ijid [Consultado em 20/07/17].

- MWAMBI, P., MUFUNDA, J., LUPILI, M., BANGWE, K., BWALYA, F. e MAZABA, M.H. (2016) Resposta atempada e contenção do surto de cólera de 2016 no norte da Zâmbia. *Jornal Médico da Zâmbia,* 43(2), pp 64-69.

- REPÚBLICA DO GANA (2012) *Lei da Saúde Pública 851,* [Internet]. Disponível em: https:// www.ecolex.org [Acedido em 3/07/15].

- PERRY, N.M., McDONNELL, M.S., ALEMU, W., NSUBUGA, P., CHUNGONG, S., OTTEN JR, M.W., LUSAMBA-DIKASSA, P.S. e THACKER, S.B (2007) Planning an Integrated Disease Surveillance and Response System : a Matrix of Skills and Activities. *BMC Medicine* 5(24) pp1-8

- RICARDO ROJAS (2014). Trabalhadores da saúde com ébola entram em greve na Serra Leoa. *Reuters,* 12 Nov. Recuperado de: https://www.rt.com/news/204935- ebola-healthworkers-strike/

• ROSEWELL, A., BIEB, S., CLARK, G., MILLER, G., MACLNTYRE, R. e ZWI, A. (2013) *Human Resource for Health: Lessons for the Cholera Outbreak in Papua New Guinea* [Internet]. Disponível em: https://www.researchgate.net/publication/259250217 [Acedido em 10/10/16].

• SCOTT, V., CRAWFORD-BROWNE, S., and SANDERS, D. (2016) *Critiquing the Response to the Ebola Epidemic through a Primary Health Care Approach* [Internet]. Disponível em: https://www.creativecommons.org/licenses/by/4.0/[Acedido em 21/07/17]

• SHRIVASTAVA, S.R.B.L., SHRIVASTAVA, P.S., e RAMASAMY, J. (2015) *Surto de meningite na Nigéria: Alerta de Saúde Pública* [Internet]. Disponível em: https://www.dx.doi.org/10.4172/0974-8369.1000e120 [Consultado em 21/07/17].

• DIRECÇÃO DISTRITAL DE SAÚDE DE TAIN, (2015) *Avaliação Anual do Desempenho da Região de Brong Ahafo, Sunyani, janeiro de 2016.* Nsawkaw:Joba Press,pp 1-56.

• DIRECÇÃO DISTRITAL DE SAÚDE DE TAIN, (2016) *Avaliação do desempenho semestral da região de Brong Ahafo. Sunyani, agosto de 2016.* Nsawkaw: Joba Press, pp 4-19.

• VAN DE BEEK, D., DZUPOVA, O., PAGLIANO, P., CABELLOS, C., ESPOSITO, S., KLEIN, M., KLOEK, A.T., LEIB, S., MOURVILLIER, B., OSTERGAARD, C., PFISTER, H.W., READ, R.C., SIPAHI, O.R. e BROUWER, C. M. (2016) *ESCMID guideline: Diagnóstico e Tratamento da Meningite Bacteriana Aguda* [Internet]. Disponível em: https://www.researchgate.net/publication/300419887 [Acedido em 10/10/16].

• WEINER, E. (2014) *The Effect of Mandated Nurse-to-Patient Ratio on Reducing Preventable Medical Error and Hospital Cost* [Internet]. Disponível em: hppts://www.schorlaship.shu.edu/student bolsa [Acedido em 25/07/17].

• OMS, (2016). *Meningite Meningocócica* [Internet]. Disponível em: https://www.who.int>mediacentre>factsheets [Acedido em 20/07/16].

- OMS, *(2015).Gerir as epidemias de meningite em África: um guia de referência rápida para as autoridades sanitárias e os profissionais de saúde* [Internet]. Disponível em: https:// www.who.int>HSE_GAR_ERI_2010_4[Acedido em 03/08/17].

- OMS (2015). *Meningococcal Meningitis Fact Sheet* [Internet] Disponível em: https://www.who.int/mediacentre/factsheets/fs141/en/ [Acedido em 30/19/16].

- OMS (2015). *Factores que contribuem para a propagação não detectada do vírus Ébola e impedem a sua rápida contenção* [Internet]. Disponível em: https://www.who.int/csr/disease/ebola/one-year-report/factors/en/

- OMS (2014). *Conflito e crise humanitária no Sudão do Sul* [Internet]. Disponível em: https://www.worldvision.org [Acedido em 4/07/16].

- YAYI, A., LAING, V., GOVULE, P., ONZIMA, R.A.D.D.M. e AYIKO, R. (2015) Desempenho da prevenção, preparação e resposta a epidemias na região do Nilo Ocidental, Uganda. *Revista Internacional de Investigação em Saúde Pública* 3(5) pp 228-233.

APÊNDICES

FERRAMENTA DE RECOLHA DE DADOS

QUESTIONÁRIO

ESCOLA DE CIÊNCIAS MÉDICAS

FACULDADE DE CIÊNCIAS DA SAÚDE

ESCOLA DE SAÚDE PÚBLICA

K. N. U. S. T. - KUMASI

TEMA - PREPARAÇÃO PARA EPIDEMIAS NO DISTRITO DE TAIN DE BRONG AHAFO: UM CASO PARA O SURTO DE MENINGITE DE 2015/2016 NO GANA

INTRODUÇÃO

Chamo-me MICHAEL ROCKSON ADJEI e sou estudante da Escola de Saúde Pública do KNUST e estou a realizar uma investigação sobre o tema acima referido. Este trabalho faz parte dos requisitos para a obtenção do grau de Mestre em Saúde Pública.

A investigação tem por objetivo avaliar as medidas preparatórias adoptadas para o surto de meningite de 2015/16. A administração deste questionário demorará cerca de quarenta minutos, pelo que solicito a sua livre participação. É livre de interromper a sua participação em qualquer altura que considere oportuna. Todas as informações recolhidas são estritamente confidenciais.

Obrigado.

Apêndice A-1: Questionário para avaliar a preparação para surtos - Distrito Direção da Saúde

Data:

Local da entrevista: Números de telefoneTítulo

PARTE A: PESSOAL

1. Como descreveria a situação do pessoal no distrito?

(a) Adequado O(b) Inadequado O

2. Preencher o quadro seguinte relativo à categoria do pessoal

CATEGORIA	NÚMERO DE EFECTIVOS	LACUNA DE PESSOAL
TÉCNICOS NO TERRENO (FT)		
ENFERMEIROS DE SAÚDE COMUNITÁRIA (CHO)		
VOLUNTÁRIOS DE SERVIÇOS DE BASE COMUNITÁRIA (CBSV)		

3. Se existirem lacunas de pessoal, que medidas foram tomadas para as colmatar?

....

PARTE B: COORDENAÇÃO

4. O distrito tem um Comité de Gestão de Emergências de Saúde Pública (PHEMC)?

(a) Sim O (b) Não O

5. Em caso afirmativo, indique os membros: assinale todas as opções aplicáveis

(a) Médico O

(b)Responsável pelo controlo de doenças O

(c)Médico de saúde pública/ Epidemiologista O

(d)Responsável pelo ambiente O

(e)Responsável pela promoção da saúde O

(f) Chefe do executivo distrital/ Representante O

(g)Logístico/Farmacêutico O

(h)Veterinário O

(i) Técnico de laboratório O

(j) Outros, especificar O

6. O distrito tem uma Equipa de Resposta Rápida (RRT)?

(a) Sim O (b) Não O

7. Em caso afirmativo, indique os membros: assinale todas as opções aplicáveis

(a)Médico O

(b)Responsável pelo controlo de doenças O

(c)Técnico de laboratório O

(d)Logístico/Farmacêutico O

(e)Responsável pela promoção da saúde O

(f) Outros, especificar O..

8. Qual é o calendário de reuniões do PHEMC?

(a) Mensalmente O (b) Bimestralmente O (c) Trimestralmente O (d) Anualmente O (e) Não sabe O

9. Quando foi a última reunião do PHEMC?

(a) 1-3 meses atrás O b) 4-6 meses atrás O c) 7-12 meses atrás O d) > 12 meses atrás O

10. O PHEMC apresentou um orçamento às partes interessadas (por exemplo, o DA)?

(a) Sim O (b) Não O

11. Em caso afirmativo, que percentagem foi financiada?

12. Foram tomadas medidas para a vacinação em massa?

(a) Sim O (b) Não O

13. Em caso afirmativo, descrever..

PARTE C: COMUNICAÇÃO DOS RISCOS

14. O distrito dispunha de um itinerário de comunicação dos riscos?

(a) Sim O (b) Não O

15. As pessoas locais (por exemplo, chefes, líderes de opinião) foram envolvidas no desenvolvimento da mensagem de comunicação dos riscos?

(a) Sim O (b) Não O

16. Foi organizada formação sobre educação pública para o pessoal?

(a) Sim O (b) Não O

17. O distrito designou uma pessoa focal para fornecer informações ao público / aos meios de comunicação social?

(a) Sim O (b) Não O

18. Preencha o quadro seguinte sobre os transportes:

TIPO	NÚMERO	GAP
Veículo de recolha		
Ambulância		

Bicicleta a motor		
Bicicleta		
Outros, especificar		

19. Preencha o quadro abaixo sobre os fornecimentos:

ITEM	DISPONIBILIDADE (Sim/Não)
Recipientes para amostras de LCR	
Agulhas LP	
Transportadores de amostras	
RDT (Pastorex)	
Materiais para coloração de Gram	
Antibióticos	
Esteroide (Dexametasona)	
Infusões intravenosas	
Vacina contra a meningite	

20. Os fundos foram afectados à resposta de emergência?

(a)Sim O (b) Não O

PARTE E: VIGILÂNCIA

21. Foi organizada formação para o pessoal sobre a vigilância da meningite?

(a)Sim O(b)Não O

22. Em caso afirmativo, quando?

23. 1-3 antes do surto O b) 4-6antes do surto O c) 7-12antes do surto O d) > 12 antes do surto O e)

durante o surto O

24. Preencha o quadro seguinte sobre a formação do pessoal:

CATEGORIA	NÚMERO	NÚMERO DE FORMADOS	PERCENTAGEM DE FORMAÇÃO
FT			
CHO			
CBSV			

25. Que percentagem de estabelecimentos de saúde dispunha de uma definição de caso padrão?

26. Havia financiamento disponível para a vigilância ativa?

(a) Sim O (b) Não O

PARTE F: EFEITO DA PREPARAÇÃO NO RESULTADO DO SURTO

27. Como é que a preparação para o surto influenciou o seguinte:

a. Casos e mortes registados

....

b. Duração do surto

....

c. O surto poderia ter sido evitado?

....

28. Mais alguma informação que queira fornecer?

....

FERRAMENTA DE RECOLHA DE DADOS

QUESTIONÁRIO

ESCOLA DE CIÊNCIAS MÉDICAS

FACULDADE DE CIÊNCIAS DA SAÚDE

ESCOLA DE SAÚDE PÚBLICA

K. N. U. S. T. - KUMASI

TEMA - PREPARAÇÃO PARA EPIDEMIAS NO DISTRITO DE TAIN EM BRONG AHAFO: UM CASO PARA O SURTO DE MENINGITE DE 2015/2016 NO GANA

INTRODUÇÃO

Chamo-me MICHAEL ROCKSON ADJEI e sou estudante da Escola de Saúde Pública do KNUST e estou a realizar uma investigação sobre o tema acima referido. Este trabalho faz parte dos requisitos para a obtenção do grau de Mestre em Saúde Pública.

A investigação tem por objetivo avaliar as medidas preparatórias adoptadas para o surto de meningite de 2015/16. A administração deste questionário demorará cerca de quarenta minutos, pelo que solicito a sua livre participação. É livre de interromper a sua participação em qualquer altura que considere oportuna. Todas as informações recolhidas são estritamente confidenciais.

Obrigado.

Apêndice A-2: Questionário para avaliar a preparação para surtos - Hospital Distrital

Data:

Local da entrevista: Números de telefone Título da entrevista

PARTE A: PESSOAL

1. Como descreveria a situação do pessoal no hospital?

(a) Adequado (b) Inadequado ■

2. Preencher o quadro seguinte para a categoria do pessoal:

CATEGORIA	NÚMERO	GAP
Médicos		
Médicos assistentes		
Enfermeiras		
Técnicos de laboratório		
Assistentes de dispensário		
Farmacêutico		
Anestesista		

3. Se houve lacunas, como é que foram resolvidas? ....

PARTE B: COORDENAÇÃO

4. O distrito tem um PHEMC?

(a) Sim (b) Não ■

5. O hospital estava representado no PHEMC?

(a) Sim (b) Não ■

6. Qual era o calendário das reuniões do PHEMC?

(a) Mensalmente (b) Bimestralmente (c) Trimestralmente ■ (d) Anualmente ■ (e) Não sabe ■

7. Quando foi a última reunião do PHEMC antes do surto?

(a) 1-3 meses (b) 4-6 meses (c) 7-12 meses (d) > 12 meses ■ (e) Não sabe

8. Foi apresentado um orçamento PHEMC às partes interessadas?

(a) Sim (b) Não ■

9. Que percentagem foi financiada?.................

PARTE C: COMUNICAÇÃO DOS RISCOS

10. Os funcionários receberam formação sobre educação pública?

(a) Sim (b) Não ■

11. Foi elaborado um plano de educação pública?

(a) Sim (b) Não ■

PARTE D: LOGÍSTICA

12. Preencher o quadro abaixo para os fornecimentos:

Item	Disponibilidade (Sim / Não)	Observações
Recipientes para amostras de LCR		
Agulhas LP		
Transportadores de amostras		
RDT (Pastorex)		
Materiais para coloração de Gram		

Antibióticos		
Infusões intravenosas		
Esteroide (Dexametasona)		

13. Existia financiamento disponível para a resposta de emergência?

(a) Sim (b) Não ■

PARTE E: GESTÃO DE PROCESSOS

14. Qual é a capacidade de camas do hospital?............

15. Foi designada uma ala para a gestão do caso?

(a) Sim (b) Não ■

16. Em caso afirmativo, quantas camas estavam disponíveis nessa enfermaria?

17. Os funcionários receberam formação sobre a definição e a gestão dos casos?

(a) Sim (b) Não ■

18. Em caso afirmativo, quando?

(a) 1-3 antes do surto (b) 4-6 antes do surto (c) 7-12 antes do surto (d) >12 antes do surto (e) durante o surto

19. Preencha o quadro seguinte sobre a formação do pessoal:

Categoria	Número	Número de pessoas formadas	Percentagem de formação
Médicos			
Médicos assistentes			

Enfermeiras			
Técnicos de laboratório			
Assistentes de dispensário			
Farmacêutico			
Anestesistas			

PARTE F: EFEITO DA PREPARAÇÃO NO RESULTADO DO SURTO

20. Como é que a preparação para o surto influenciou o seguinte:

a. Casos e mortes registados

....

b. Duração do surto

....

21. O surto poderia ter sido evitado?

....

22. Mais alguma informação que gostaria de acrescentar?

....

FERRAMENTA DE RECOLHA DE DADOS

QUESTIONÁRIO

ESCOLA DE CIÊNCIAS MÉDICAS

FACULDADE DE CIÊNCIAS DA SAÚDE

ESCOLA DE SAÚDE PÚBLICA

K. N. U. S. T. - KUMASI

TEMA - PREPARAÇÃO PARA EPIDEMIAS NO DISTRITO DE TAIN DE BRONG AHAFO: UM CASO PARA O SURTO DE MENINGITE DE 2015/2016 NO GANA

INTRODUÇÃO

Chamo-me MICHAEL ROCKSON ADJEI e sou estudante da Escola de Saúde Pública do KNUST e estou a realizar uma investigação sobre o tema acima referido. Este trabalho faz parte dos requisitos para a obtenção do grau de Mestre em Saúde Pública.

A pesquisa tem como objetivo avaliar as medidas preparatórias postas em prática pelo distrito para o surto de meningite de 2015/16. A administração deste questionário demorará cerca de quarenta minutos, pelo que peço a vossa livre participação. É livre de interromper a sua participação em qualquer altura que considere oportuna. Todas as informações recolhidas são estritamente confidenciais.

Obrigado.

Apêndice A3: Questionário para avaliar a preparação para surtos - Assembleia Distrital

Data:

Local da entrevista: Números de telefone Título da entrevista

PARTE A: COORDENAÇÃO

1. O distrito tinha PHEMC antes do surto?

(a) Sim (b) Não ■

2. O DA está representado no PHEMC?

(a) Sim (b) Não ■

3. Em caso afirmativo, indicar o representante ....

4. O funcionário fornece regularmente informações ao Procurador-Geral?

(a) Sim (b) Não ■

5. Qual é o calendário de reuniões do PHEMC?

(a) Mensalmente (b) Bimestralmente ■ (c) Trimestralmente (d) Anualmente (e) Não sabe

6. O PHEMC apresentou um orçamento ao DA?

(a) Sim (b) Não ■

7. Que percentagem do orçamento foi financiada?........................

PARTE B: EFEITO DA PREPARAÇÃO NO RESULTADO DO SURTO

8. Como é que a preparação para o surto influenciou o seguinte:

a. Casos e mortes registados

....

b. Duração do surto

....

c. Mais alguma informação que queira fornecer?

....

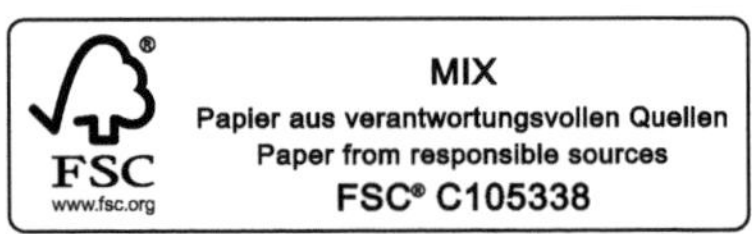

Printed by Books on Demand GmbH, Norderstedt / Germany